中医四大经典（善本精注版）

- 《黄帝内经》
- 《难经》
- 《伤寒杂病论》
- 《神农本草经》

张玉萍◎主编

海峡出版发行集团　福建科学技术出版社
THE STRAITS PUBLISHING & DISTRIBUTING GROUP　FUJIAN SCIENCE & TECHNOLOGY PUBLISHING HOUSE

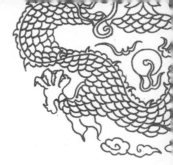

顾问委员会

马继兴　中国中医科学院资深研究员
　　　　国家首批继承老中医药专家学术经验指导老师

余瀛鳌　中国中医科学院研究员
　　　　全国古籍整理出版规划领导小组成员

钱超尘　北京中医药大学教授
　　　　中华中医药学会李时珍研究会主任

张灿玾　山东中医药大学教授、首届"国医大师"
　　　　国家首批继承老中医药专家学术经验指导老师

裘沛然　上海中医药大学教授、首届"国医大师"
　　　　国家首批继承老中医药专家学术经验指导老师

颜德馨　同济大学医学院教授、首届"国医大师"
　　　　国家首批继承老中医药专家学术经验指导老师

温长路　中华中医药学会学术顾问、教授
　　　　中华中医药学会中医药文化分会秘书长

凌耀星　上海中医药大学教授
　　　　上海中医药大学名师工作室导师

叶显纯　上海中医药大学教授
　　　　上海中医药大学名师工作室导师

柯雪帆　上海中医药大学教授
　　　　上海中医药大学名师工作室导师

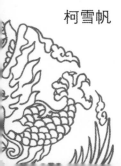

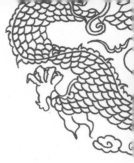

编委会

主　编　张玉萍

副主编　高忠樑　包来发

编　委　张玉萍　高忠樑　包来发　吴　杰

　　　　陈德兴　戴晓霞　袁久林　邸若虹

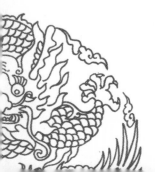

导　言

伤寒论

一、《伤寒论》在中医学中的重要地位

《伤寒论》是祖国医学中最有价值、最受人推崇的经典著作之一，直到目前它仍然是中医临床治疗的典范。它的原作者是我国汉代以前医学的继承者与发展者——东汉末年的张仲景。

《伤寒论》渊源于《内经》、《难经》等古医籍的学术思想和基础理论，结合张仲景本人的临床实践，总结了前人的医学成就和医疗经验。《伤寒论》自序中写道："乃勤求古训，博采众方，撰用《素问》、《九卷》、《八十一难》、《阴阳大论》、《胎胪药录》，并《平脉辨证》，为《伤寒杂病论》，合十六卷。"可以说明这一点。

《伤寒论》是我国第一部系统论述外感热病辨证论治的专著，在中国医学史上占有重要的地位，历代医家推崇备

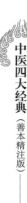

至。它对祖国医学的主要贡献有以下四个方面。

（一）《伤寒论》是我国第一部理法方药比较完备的经典著作，为中医临床医学的发展奠定了基础。

（二）《伤寒论》阐明了外感病的发生、发展规律，提出了完整的六经辨证体系，对于临床的诊疗工作具有重要的指导意义。

（三）《伤寒论》奠定了中医药学独特的辨证论治基础。它在六经辨证的运用过程中贯穿了八纲辨证，并寓有脏腑辨证。其脉证合参、具体分析的辨证方法，除了适用于外感疾病的治疗外，对于后世的温病学、临床各科疾病的诊治，均有启发和指导作用。因此，《伤寒论》也被视为辨证论治的典范。

（四）《伤寒论》总结了中医的治疗大法和有效方剂，集中体现了中医的治疗八法，并阐明治则，载有113首方，所用药物约96味。药物有植物药、矿物药、动物药、加工品药等。炮制方法有火制、水制、水火同制等。《伤寒论》特别注重煎服法，具有很高的科学价值。《伤寒论》是一部理论密切联系实际的方书，后世将其推崇为方书之祖。

总之，《伤寒论》对中医药学的发展作出了重要的贡献。

二、《伤寒论》的主要内容

《伤寒论》以"伤寒"命名，是指以伤寒为名称的一类疾病，但它不同于现代医学的"伤寒"病。在祖国医学中，伤寒有两个涵义，一是广义的伤寒，指人体为六淫所伤而发生的疾病，如《内经》说："今夫热病者，皆伤寒之类也"，"人之伤于寒也，则为病热"，《难经·五十八难》说："伤寒有五，有中风，有伤寒，有湿温，有热病，有温病。"因而广义的伤寒是一切外感疾病的总称。另一个是狭义的伤寒，仅指人体被寒邪所伤而发生的疾病。

《伤寒论》是讨论广义的伤寒，因为《伤寒论》中既有伤寒，也论述中风、温病、热病、湿病。而从全书阐述来看，重点仍是阐述狭义伤寒的证治。

现存的《伤寒论》，全书共 10 卷，汉·张仲景编撰，晋·王叔和编次整理，宋·林亿校正，刊于北宋治平二年（1065 年）。卷首为张仲景自序；卷一为辨脉法篇和平脉法篇，论述脉象的阴阳分类，平和之脉、常见之脉的临床意义以及手足合参之脉法等；卷二为伤寒例篇、痉湿暍病脉证篇、太阳病脉证并治上篇，论述伤寒、温病以及痉湿暍病的辨证论治与太阳病的涵义、分类、辨证论治；卷三、卷四为太阳病脉证并治中篇、下篇，论述太阳病兼证、变证的辨证论治；卷五为阳明病与少阳病脉证并治篇，论述阳明、少阳病的辨证论治及兼证等；卷六为太阴、少阴、厥阴病脉证并治篇，论述三阴病的辨证论治等；卷七为霍乱病、阴阳易差后劳复病、不可发汗病、可发汗病脉证并治篇；卷八为发汗后病脉证并治篇、不可吐篇、可吐篇；卷九为不可下病、可下病脉证并治篇；卷十为发汗吐下后病脉证并治篇。全书共22篇，其主要内容是论述多种外感疾病的脉证治法，是我

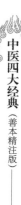

国最早的一部外感疾病及临床杂病治疗专著。

三、版本流传情况

《伤寒论》是我国东汉杰出医学家张仲景所撰的医著。东汉建安年间（196～220年），张仲景著《伤寒杂病论》，他在自序中写道："为《伤寒杂病论》，合十六卷"，可见当初张仲景是将伤寒和杂病合为一书的。书成之后，由于汉代末年战争频繁，书便流散于民间，不久散佚。直至西晋才由太医令王叔和收集到原书，搜采伤寒病证部分整理编纂成《伤寒论》，复现于世。从唐代医家孙思邈在《千金要方》和《千金翼方》九、十两卷收录的伤寒病内容来看，已与后世流行的版本有不小差别，但其仍可被视为《伤寒论》最早的一种版本。北宋治平二年（1065年），因印刷术的进步，国家设立了校正医书局，由校正医书局林亿、高保衡、孙奇等人，对经过王叔和整理的《伤寒论》传本进行校正、整理，刊印成为宋本《伤寒论》，计10卷，共22篇，附加校正。其后，又发现《金匮玉函经》8卷，认为"与伤寒论同体而别名"，亦同时校正印行，命名为《金匮要略方论》（简称《金匮要略》）。从此，《伤寒杂病论》便成为《伤寒论》与《金匮要略》。

林亿等人的校刊本，从南宋至金元，一直未闻重刊，只有在金·成无己著《注解伤寒论》时，附《伤寒明理论》3卷，《论方》1卷行世。

明代嘉靖年间汪济川曾将成本校刊行世，到万历二十七年（1599年），赵开美又先后将成本和宋本翻刻行世，并认为宋本优于成本，赵开美摹刻宋本收入《仲景全书》，保存至今。后来又有"长沙古本"、"桂林古本"，以及日本所藏的"康平古本"等数种《伤寒论》的出现，这些古本对《伤寒论》的进一步研究，无疑起到一定的作用。

宋本原刻本现已未见，只能见明代赵开美的影印宋刻本，称为"赵本"，故现今一般将"赵本"直称为"宋本"。赵氏影刻本，在清代后已经少见，1959年由重庆中医学会出版的《伤寒论》，认为也是"宋本"的复印本。此外，金代刊行的成无己所著的《注解伤寒论》是《伤寒论》的另一种全注本，深受医家重视。全书共10卷，22篇，内容、篇次同于"宋本"，有部分文字的增删。成注本的原刻本已亡佚，复刻本较多。现存最早的刻本，一般认为是以明代嘉靖年间汪济川的校刊本为最好。还有一种医统本，也为成无己的《注解伤寒论》，经明朝徐熔校勘，内容与汪刻本相同。上述是《伤寒论》两种主要版本。

《伤寒论》问世以来，自成无己注解开始，以迄清代，注释阐发《伤寒论》者，有400多家，近代更是层出不穷。从国内现存医籍目录统计，共有《伤寒论》各种版本包括本文、别本、注释、发挥、方论、歌括（图标）、杂著等667种（据2007年12月版《中国中医古籍总目》）。其中主要注释阐发书有以下几种类型。

依据原著编次加注：成无己《注解伤寒论》，陈修园

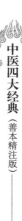

《伤寒论浅注》，中医研究院《伤寒论语释》，成都中医学院《伤寒论讲义》。

对原著重新编次注解：方中行《伤寒论条辨》，喻嘉言《伤寒尚论篇》。

按方类证加注：柯韵伯《伤寒来苏集》，徐灵胎《伤寒类方》，左季云《伤寒论类方汇参》。

按法分类加注：尤在泾《伤寒贯珠集》，钱潢《伤寒溯源集》。

按六经类证加注：沈目南《伤寒六经辨证治法》。

侧重于运气学说解释原文：张隐庵《伤寒论集注》。

集各家意见对原文加以集注：吴谦等编《医宗金鉴·订正仲景全书伤寒论注》，黄竹斋《伤寒论集注》，日本丹波元简《伤寒论辑义》，南京中医学院《伤寒论译释》。

医案类：《名医类案》和《续名医类案》的伤寒部分，许叔微《伤寒九十论》，曹颖甫、姜佐景《经方实验录》。

对原著内容阐发增补：朱肱《南阳活人书》，郭雍《伤寒补亡论》。

以上这些注释阐发书，大都各有千秋，得失互存，是为研读《伤寒论》很好的参考书。

四、学习《伤寒论》的要点

学习《伤寒论》，首先要掌握《伤寒论》中六经的基本概念。就其名称而言，六经是指太阳、阳明、少阳、太阴、少阴、厥阴六条经络。《伤寒论》把它作为外感疾病辨证的纲领和论治的准则。六经是一个内容具体而又广泛的概念。它是人体生理、病理及脉证并治的高度概括和综合体现，具体反映在以下几方面：一是在生理上，六经代表了脏腑、经络等方面的正常活动；二是在病理上，六经反映了人体脏腑、经络等一系列病理变化以及所表现的病证和变证（合病、并病、坏病）的变化规律；三是在辨证治疗上充分体现了八纲、八法的应用。无论是在功能、形态，还是疾病的阴阳消长方面，六经都具有客观的物质基础和内在的规律。《伤寒论》以六经作为纲领，建立起六经辨证体系，成为中医学认识、分辨外感热病的一种基本方法。

学习《伤寒论》，其次要掌握六经病证的传变规律。六经病证之间有着密切的联系，在病理变化方面，有互相演变而出现各种传变、合病、并病等现象。这里的"传"指传经，是指疾病循一定趋向发展。例如，太阳病传为阳明病，太阴病传为少阴病等。"变"指病情的变化超出规律之外，有了性质的变化。因此，传变是反映了疾病在发生和发展过程中，正常与不正常的发展情况。对于传变，有循经传、越经传的不同形式。而体质强弱（内因），感受外邪的轻重和治疗是否得当（外因）等，都可影响六经传变。

学习《伤寒论》，再则要掌握六经病证的治则，即掌握扶正和祛邪的治疗原则。在维护正气上，要贯穿"扶阳气"和"存阴液"的基本精神。在具体应用时，要看病情的轻重缓急，随证施治。有常有变，要有原则性。如三阳病属表热

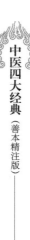

实证，治疗应用祛邪为主。其中太阳经证因邪正交争于表，一般用汗法，选用辛温发表之剂；阳明腑证属里热实证，一般用通下法，并根据病情的轻重，分别有润下、缓下、和下、峻下、导下等不同治法；少阳多为半表半里之证，治疗应以和解表里为主。三阴证多属里虚寒证，治疗以扶正为主。其中太阴病以温中散寒为主；少阴病有寒证、热证，治疗应分别予以温补扶阳、益阴清热；厥阴病证情复杂，寒热不一，要根据具体证候、病人体质随证施治，热者用清下，寒者用温补，寒热错杂者，应寒温并用。六经的兼证，在治疗总则的前提下，对不同的兼变证，根据表里证的轻重缓急，采用相应的治疗措施，或先表后里，或先里后表，或表里同治。

学习《伤寒论》，还要掌握六经病的主证、主脉、治则和代表方剂；善于分析各经病证的病理变化、临床证候和辨证要点；掌握书中 113 首汤方的证候、组方配伍特点、功效、适应证和禁忌等；掌握各经兼变证的治疗以及疾病的转归与预后等。

五、本次释读的有关说明

本次释读，以宋本《伤寒论》各篇原文为基础，参阅成无己的《注解伤寒论》、陈修园的《伤寒论浅注》、柯韵伯的《伤寒来苏集》，以及近代的各类注本，对宋本《伤寒论》卷二的太阳病上篇；卷三、卷四的太阳病中篇、下篇；卷五的阳明病篇与少阳病篇；卷六的太阴、少阴、厥阴病篇；卷七的霍乱病篇、阴阳易差后劳复病篇共 10 篇内容（计有 398 条原文，113 首方剂）进行释读和结构分析。为了便于学习，在每条原文前标上序号，并在书后附《伤寒论》方的索引和分类。编写过程中，释读部分（在书中以蓝色字体标示）重点解释疑难的字、词、句，疏通文理，解读医理，排除难点，使读者清晰理解经文。在每篇后，附有导读分析，分为篇名解释、文章大意、结构分析，重点解释各篇篇名的含意，阐述篇章的主要内容及其层次结构，使读者对本篇经文有整体性的概念，有利于了解篇章的内涵。

金匮要略

一、《金匮要略》在中医学中的重要地位

顾名思义，"金匮"即言其内容的珍贵，"要略"乃精要之义。《金匮要略》是东汉张仲景所著《伤寒杂病论》一书中有关杂病的部分，它是我国现存最早的一部有关中医杂病辨证论治的专著。《金匮要略》继承了《内经》和《难经》两书的理论，结合作者多年的临床经验编纂而成。书中以《内经》"天人合一"的整体观念为基本原则，运用阴阳、五行、经络、脏腑等理论作为八纲八法辨证论治的依据，采用

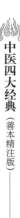

望、问、闻、切四诊的方法来诊断，奠定了中医治疗杂病的基础。《金匮要略》还继承了《内经》"治未病"的思想，非常重视对疾病的预防，如"若人能养慎，不令邪风干忤经络，未流传脏腑，即医治之"，强调人体正气是抵御病邪侵袭的主要方面，对预防医学也有重要贡献。此外，本书通过总结汉代以前丰富的临床经验，提出了方药配伍的基本原则，其中不少方剂，既适用于杂病，亦适用于伤寒，疗效好，后世许多方剂，都是在这些经方的基础上发展起来的，至今仍广泛应用于临床，所以该书被称为"群方之祖"。

二、《金匮要略》的主要内容

《金匮要略》是一部理论与实践相结合的中医经典著作，其内容包括内、外、妇、产各科，但绝大部分是论述内科的证治。其学术思想，与《伤寒论》一样是以《内经》的理论体系为基础，以辨证论治的方法为主导，千百年来，一直有效地指导着中医临床实践。

《金匮要略》共二十五篇，其中二十二篇论述内、外、妇、产诸科疾病，计四十种，共载方剂二百六十二首。本书第一篇《脏腑经络先后病脉证第一》一开始就以"上工治未病……"和"人禀五常，因风气而生长……"两条，指出"天人合一"的学术思想，提出了疾病的病因、病机、分类、诊断和防治方法等一系列原则性的理论纲领，因此学好此篇，对于以后各篇的学习，可以起到纲举目张，触类旁通的作用。

本书从《痉湿暍病脉证治第二》到《呕吐哕下利病脉证治第十七》主要论述内科方面的病证，占全书的三分之二以上；《疮痈肠痈浸淫病脉证并治第十八》是论述外科方面的病证；《趺蹶手指臂肿转筋阴狐疝蛔虫病脉证治第十九》将不便归纳的几种疾病归并在一起阐述；《妇人妊娠病脉证并治第二十》到《妇人杂病脉证并治第二十二》专论妇人疾病，其中包括妊娠、产后和妇科杂病；《杂疗方第二十三》到《果实菜谷禁忌并治第二十五》叙述杂疗方和食物禁忌，此三篇所载方剂多见于后世方书，多属验方性质，一般版本多不转载。

《金匮要略》根据《内经》《难经》的诊法，在诊断方面，强调切脉诊病，以脉推测病机。同一种脉象可以反映几种病证，如疟疾多见弦脉，但痰饮、胸痹、寒疝、腹痛等也可以见到弦脉；而同一种病，或因体质不同，或因病变部位的不同，也可以出现多种不同的脉象，如失精家可以见到极虚脉，也可以见到芤脉及迟脉。

在治疗方面，除了使用药物外，还采用了针灸和饮食调养等方法，并且强调护理的重要性，如对血痹轻证的治疗，则指出"宜针引阳气，令脉和紧去则愈"，对于热型疟病的治疗，在篇首就提出"弦数者风发也，以饮食消息止之"。对于慢性衰弱性疾病，注重观察人体的脾胃功能。脾胃为后天之本，是气血生化之源，肾为先天之本，性命之根，内伤杂病的后期，常会出现脾肾虚衰证候，并影响其他脏腑，导

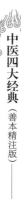

致病情加重，因而培补脾、肾是治疗内伤杂病不可缺少的手段。

在方剂的剂型方面，有汤、丸、散、酒等内服药剂，又有坐、洗、敷、熏等外治药剂。在药物的炮制和配方处理等方面，都提出了严格的要求，如附子和白术同用，治疗风湿痛，指出附子必须炮用。本书对于煎药和服药的方法、服药后的反应等，都有详细的记载。

三、《金匮要略》的版本流传情况

《金匮要略》虽独立成册广泛流传于世，但它与《伤寒论》同出一源，一般被认为系《伤寒杂病论》的两个组成部分，属张仲景不朽著作的一部分。张仲景编纂的《伤寒杂病论》十六卷，魏晋时经王叔和整理后，乃厘订为三卷，上卷论伤寒，中卷论杂病，下卷载其方，改名为《金匮玉函要略方论》。然而，据北宋·林亿等人在《金匮要略方论·序》中记载："《伤寒杂病论》合十六卷，今世但传《伤寒论》十卷，杂病未见其书"，说明从东汉迄至北宋，《伤寒杂病论》中有关杂病部分没有得以广泛或公开地流传。北宋治平二年（1065年），校正医书局根据翰林学士王洙在馆阁中见古传本之一《金匮玉函要略方》之蠹简文字，重予整理编校，取其中以杂病为主（指以内科病证为主，兼及其他少数病证）的内容，略去伤寒部分，编成《金匮要略方论》。

《金匮要略》最早的古传本虽经林亿等校订，但其中残缺错误之处仍多，较《伤寒论》尤为难读，所以历来注《伤寒论》的不下数百家，而注《金匮要略》仅数十家。其编注的方式，有的是根据原文逐条注释的，如清代官修的《医宗金鉴》、尤在泾的《金匮要略心典》等；有的是在自己的著作中引用《金匮要略》的条文或方剂加以阐述的，如喻嘉言的《医门法律》、张路玉的《张氏医通》等；有的是集各家的注解加以评注的，如日本医家丹波元简的《金匮玉函要略辑义》、丹波元简的《金匮玉函要略述义》等；近代也有用西医的理论来解释，亦有用通俗的语言来译释的，还有用综合的方式加以概述的。虽然各家的编写方式不同，但对原文的奥义均能有所阐发。据 2007 年 12 月版《中国中医古籍总目》中国内现存医籍目录统计，《金匮要略》各种版本（包括本文、注释、发挥、方论、歌括等）计 117 种。

四、学习《金匮要略》的要点

《金匮要略》中的方剂为张仲景根据自己临床多年经验和病证需要而制定，有法有方，方中君、臣、佐、使得宜，辨证准确，用之立竿见效，故"经方用之当而通神"实非虚语。因此，《金匮要略》是一部值得我们学习、钻研的中医经典著作。

学习《金匮要略》一书，要从整体观念出发，根据脏腑经络学说，掌握疾病的病因、发病和每一种疾病的理、法、方、药等内容。

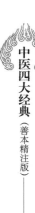

学习《金匮要略》，要学习张仲景把脏腑学说的有关理论应用于具体的杂病辨证中。如本书首篇的《脏腑经络先后病脉证第一》，篇名即标明"脏腑"，又如《五脏风寒积聚病脉证并治第十一》篇专论的五脏中风、中寒、五脏积聚及五脏死脉等，都是以脏腑学说的理论对杂病进行辨证分类的例证。

学习《金匮要略》，要掌握《金匮》方剂中八法的运用，它是辨证施治、整体观念等治疗思想在治疗中的具体运用。在本书中汗、吐、下、和、温、清、补、消八法不仅全面地运用到治疗中，而且还为我们提供了许多行之有效的方剂，如十枣汤治悬饮，茵陈蒿汤治黄疸病，酸枣仁汤治虚烦不眠，黄土汤治先便后血，薏仁附子败酱散及大黄牡丹皮汤治肠痈，白头翁汤治热痢下重等等。这些方剂通过长期实践证明确有卓效。

学习《金匮要略》，在掌握《金匮要略》方剂的主治、功效、适应证的常法的同时，还要掌握它扩大应用的变法。本书方剂在继承的基础上经后世医家的变化运用，扩大了主治范围。如肾气丸，除了用于肾虚腰痛、消渴等病证外，目前还用于多种慢性疾病有肾虚见证者；五更泄泻常以肾气丸与四神丸合用，有显著疗效。

学习《金匮要略》，还要学习领会其在药物运用上的独到之处，注意药物在组成方剂中的作用。同时要学习张仲景按照辨证施治的规律，证变治亦变，随证用药的治疗精髓，如茵陈利胆退黄等。

学习《金匮要略》，同时还要通文义，理解医理，做到文理相通。

最后，值得一提的是，《金匮要略》和《伤寒论》两书有着紧密的联系，学习《金匮要略》要注意和《伤寒论》相互结合，相互参证。首先，在辨证论治方面，《伤寒论》主要是以六经病机进行证候分类，《金匮要略》以治疗慢性衰弱性杂病为主，是以脏腑病机指导辨证。由于伤寒多感受外邪为患，故疾病变化多端；杂病多以内伤致病，本脏自病，故变化较少，所以，治伤寒是以驱邪为主，驱邪即能安正；治内伤杂病则以扶正为主，扶正亦能驱邪。方法虽然不同，但都以邪正相争学说为治疗原则。其次，《伤寒论》与《金匮要略》某些疾病的病机与治则方面有很多共同之处，其治疗方法与方剂可相互使用。如《腹满寒疝宿食病脉证治第十》篇、《黄疸病脉证并治第十五》篇与《伤寒论》的"阳明病篇"、"太阴病篇"。再次，比较两书，或前详后略，或前略后详。如"腹满"和"小便不利"等证，《伤寒论》所涉及的病因病机，无论是阴经病，还是阳经病，都有详细的叙述，而《金匮要略》谈得不多；但"黄疸"、"水气病"等，《金匮要略》要比《伤寒论》谈得全面一些。所以《伤寒论》和《金匮要略》两书原为一个系统，在学习研究时应该相互结合，相互参证，不能割裂。

五、本次释读的有关说明

由于《金匮要略》一书年代久远，文义古奥，学习和研

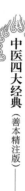

究起来会有一定困难。为满足读者的需要，我们特将该书进行释读。本次释读以人民卫生出版社影印明·赵开美所刻的《仲景全书》为蓝本，对其原文次序仅作少量改动，每条条文后以阿拉伯数字标示，以利于释读，注释（在书中以小于正文字号的仿宋字体标示）参阅《医宗金鉴》、《金匮要略心典》等。编写过程中，释读部分（在书中以蓝色字体标示）重点解释字、词、句，以疏通文理，解读医理，排除难点，使读者清晰理解经文。在每篇后，附有导读分析，就篇名解释、文章大意、结构分析，重点解释各篇名的含意，阐述篇章的主要内容及其层次结构，使读者对本篇经文有整体性的概念，有利于了解篇章的内涵。

总目录

伤寒论

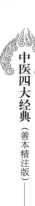

金匮要略

中医四大经典（善本精注版）

目录

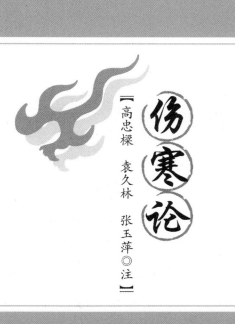

伤寒论

【高忠樑　袁久林　张玉萍◎注】

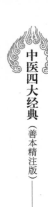

自　序

　　余每览越人入虢之诊，〔**越人入虢之诊**：越人姓秦，指扁鹊。越人入虢之诊，指扁鹊为虢太子治病的事情。〕望齐侯之色，〔**齐侯**：指齐桓公。**望齐侯之色**：指扁鹊通过望诊断定齐桓公生病的事。〕未尝不慨然叹其才秀也。〔**慨然**：感慨的样子。〕怪当今居世之士，〔**当今居世之士**：泛指当时上层阶级的知识分子。〕曾不留神医药，精究方术，〔**方术**：指用方药治病的技术。〕上以疗君亲之疾，〔**上以疗君亲之疾**：对上用医药来治疗君王和亲人的疾病。〕下以救贫贱之厄，中以保身长全，以养其生，但竞逐荣势，〔**竞逐荣势**：争着去追求荣华富贵。〕企踵权豪。〔**企踵**：踮起脚跟盼望。**企踵权豪**：巴结有权势的人。〕孜孜汲汲，〔**孜孜汲汲**：急急忙忙的意思。〕惟名利是务，〔**名利是务**：指追逐名利。〕崇饰其末，〔**崇**：尊崇，重视。**饰**：修饰，讲究。**末**：枝节，这里指名利荣势。〕忽弃其本，〔**忽**：轻视。**弃**：抛弃。**本**：根本，这里指保养身体的养生之道。〕华其外而悴其内，〔**华其外**：使自己的外表有光彩。**悴其内**：使自己的身体憔悴。〕皮之不存，毛将安附焉。卒然遭邪风之气，婴非常之疾，〔**婴**：遭受。〕患及祸至，而方震栗，〔**震栗**：惊得发抖。〕降志屈节，〔**降志屈节**：降低身份，卑躬屈膝的意思。〕钦望巫祝，〔**钦望**：敬仰地盼望。**巫祝**：

搞迷信的人。〕告穷归天，束手受败，赍百年之寿命，〔赍：持、拿。〕持至贵之重器，〔重器：指身体。〕委付凡医，恣其所措，〔恣其所措：任凭其处理。〕咄嗟呜呼，厥身已毙，神明消灭，变为异物，幽潜重泉，〔幽潜重泉：人死后埋在九泉之下。〕徒为啼泣。痛夫，举世昏迷，莫能觉悟，不惜其命，若是轻生，彼何荣势之云哉？而进不能爱人知人，退不能爱身知己，遇灾值祸，身居厄地，蒙蒙昧昧，蠢若游魂。〔蠢若游魂：蠢得如废物一样。〕哀乎！趋世之士，驰竞浮华，〔驰竞：极力追逐。〕不固根本，忘躯徇物，〔忘躯徇物：忘掉了自己的身体，屈从外物。〕危若冰谷，〔冰谷：比喻危险的境地。〕至于是也！

余宗族素多，〔素：本来〕向余二百，〔向：从前、原来。向余：即原来留存的。〕建安纪年以来，〔建安纪年：建安元年，即公元196年。〕犹未十稔，〔稔：本义为庄稼成熟，古代谷一年一熟，故亦称"年"为"稔"。〕其死亡者，三分有二，伤寒十居其七。感往昔之沦丧，伤横夭之莫救，〔横夭：夭折。〕乃勤求古训、博采众方，撰用《素问》、《九卷》、《八十一难》、《阴阳大论》、《胎胪药录》，并平脉辨证，为《伤寒杂病论》，合十六卷，虽未能尽愈诸病，庶可以见病知源。若能寻余所集，思过半矣。〔句释：如果能探究我编写的这本书，对伤寒病的问题就能理解一大半了。〕

夫天布五行，以运万类，〔运：运化。〕人禀五常，〔禀：承受。五常：指五行所代表的五类事物的正常运行。〕以有五藏，经络府俞，阴阳会通，玄冥幽微，〔玄冥幽微：指人体生理、病理

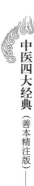

的复杂变化，非常微妙幽深。〕变化难极，〔难极：难以穷尽。〕自非才高识妙，岂能探其理致哉！上古有神农、黄帝、岐伯、伯高、雷公、少俞、少师、仲文，〔岐伯、伯高、雷公、少俞、少师、仲文：相传都是黄帝的臣下，善医。〕中世有长桑、扁鹊，〔中世：指汉代以前的春秋战国及秦代。〕汉有公乘阳庆及仓公，下此以往，未之闻也。观今之医不念思求经旨，以演其所知；各承家技，终始顺旧，省疾问病，务在口给；相对斯须，〔斯须：一会儿。〕便处汤药；按寸不及尺，〔按寸不及尺：比喻诊脉不周到、不全面。〕握手不及足，人迎趺阳，〔人迎：指颈动脉，位于结喉两侧。趺阳：指足背前胫动脉。此两者都是古代的诊脉部位。〕三部不参；〔三部：指寸关尺、人迎和趺阳。〕动数发息，不满五十；〔动数发息，不满五十：医生按照自己的呼吸，诊察病人的脉搏跳动不满五十下。比喻不认真诊脉。〕短期未知决诊，〔短期未知决诊：连最近期间的病情变化都不能诊断出来。〕九候曾无仿佛；〔九候：诊脉的部位。九候曾无仿佛：诊脉后连一点的模糊印象也没有。〕明堂阙庭，〔明堂：鼻子。阙：两眉间。庭：天庭。〕尽不见察，所谓窥管而已。〔窥管：以管窥天，比喻不能全面掌握病情。〕夫欲视死别生，实为难矣！

孔子云：生而知之者上，学则亚之，多闻博识，知之次也。余宿尚方术，〔宿：素来。尚：崇尚、爱好。〕请事斯语。〔请事斯语：愿奉行这句话。〕

辨太阳病脉证并治上篇

（第 1～30 条）

1. 太阳之为病，脉浮，头项强痛而恶寒。〔头项强痛：即头痛，颈后强滞不舒。恶寒：指自觉怕冷的现象。〕

2. 太阳病，发热，汗出，恶风，〔恶风：指病人遇风觉冷，避风则缓解的症状。〕脉缓者，〔脉缓者：即缓脉，指脉象柔和而不紧。太阳病之脉浮，故此处的缓脉应为浮缓脉。〕名为中风。〔中风：中，音仲。喻嘉言说："中字与伤字无别"，故中风即伤风，与脑血管病变引起的中风不同。〕

3. 太阳病，或已发热，或未发热，必恶寒，体痛呕逆，脉阴阳俱紧者，〔脉阴阳俱紧：阴阳指尺寸而言，也指浮沉；紧脉指脉象紧束弦硬，与缓脉相对。〕名为伤寒。〔伤寒：这里专指具有上述证候者，属狭义的伤寒。〕

4. 伤寒一日，〔伤寒：这里指广义的伤寒。〕太阳受之，脉若静者，〔脉若静者：指脉安静如常。〕为不传；〔传：即传变，指证候的改变。〕颇欲吐，〔颇：少也，即稍微的意思。欲吐：即恶心想吐。〕若躁烦，〔若：作或字解。躁烦：即烦躁。〕脉数急者，〔脉数急：即脉搏快而有急促之象。〕为传也。

5. 伤寒二三日，阳明、少阳证不见者，〔阳明、少阳证：即阳明证之不恶寒反恶热、身热、心烦、口渴、不眠等，与少阳证之寒热往来、胸胁满、喜呕、口苦、耳聋等。〕为不传也。

6. 太阳病，发热而渴，不恶寒者，为温病。若发汗已，〔若：这里作或字解。〕身灼热者，名风温。风温为病，脉阴阳俱浮，自汗出，身重，多眠睡，鼻息必鼾，〔鼻息必鼾：鼾，音 hān。鼻息必鼾指鼻息如卧时的鼾声。〕语言难出。〔语言难出：并不是舌强失音的疾病，而是神昏不语所致的症状。〕若被下者，小便不利，直视失溲。〔失溲：这是指遗尿而言。溲是古代屎尿的通称。〕若被火者，〔被：即接受治疗的意思。火：指灸、熏、熨、温针等治法。被火：指误用火法治疗。〕微发黄色，剧则如惊痫，时瘛疭。〔瘛疭：瘛者筋急而缩也，疭者筋缓而伸之。瘛疭，就是指手足抽搐痉挛。〕若火熏之，一逆尚引日，再逆促命期。

7. 病有发热恶寒者，发于阳也；无热恶寒者，发于阴也。〔发于阳、发于阴：阴阳在这里作阳经受病、阴经受病解。实质上是指有热或无热，有热者为阳证，无热者为阴证。〕发于阳，七

日愈；发于阴，六日愈，以阳数七阴数六故也。〔**阳数七阴数六**：此说并非临床事实，不可强解。〕

8. 太阳病，头痛至七日以上自愈者，以行其经尽故也。〔**行其经尽**：指太阳本经行尽。〕若欲作再经者，针足阳明，〔**针足阳明**：指针足阳明经穴，庞安常说："针足阳明足三里穴也。"〕使经不传则愈。

9. 太阳病欲解时，从巳至未上。〔**句释**：太阳病要痊愈的时候，常在上午九点到下午十五点这一段时间内。〕

10. 风家表解而不了了者，〔**风家**：指患太阳中风的病人。**表解**：指太阳病解除。**了了**：指了然清爽的感觉。〕十二日愈。

11. 病人身大热，反欲得近衣者，热在皮肤，寒在骨髓也；〔**皮肤、骨髓**：这里作表里解，皮肤、骨髓不是指实体组织，而是以形容寒热的深浅程度。〕身大寒反不欲近衣者，寒在皮肤，热在骨髓也。

12. 太阳中风，阳浮而阴弱。阳浮者，热自发，阴弱者，汗自出，啬啬恶寒，〔**啬啬**：啬，音色，悭吝怯退之貌，形容怕风身寒的样子。〕淅淅恶风，翕翕发热，〔**翕翕**：翕，音 xī，轻附浅合之貌，形容发热比较轻微。〕鼻鸣干呕者，桂枝汤主之。

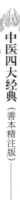
桂枝汤方（1）

桂枝三两，去皮　芍药三两　甘草二两，炙　生姜三两，切　大枣十二枚，擘

上五味，㕮咀三味，〔**㕮咀：**㕮，音 fǔ。古代无铁器，将药用口咬细称㕮咀。在此指将药物碎成小块。〕以水七升，微火煮取三升，〔**微火：**即小火。〕去滓，适寒温，服一升，服已须臾，啜热稀粥一升余，以助药力，温覆令一时许，遍身漐漐微似有汗者益佳，〔**漐漐：**小雨不断貌，形容微汗。〕不可令如水流漓，病必不除。若一服汗出病差，〔**差：**同瘥，痊愈的意思。〕停后服，不必尽剂。若不汗，更服，依前法。又不汗，后服小促其间，半日许令三服尽。若病重者，一日一夜服，周时观之。服一剂尽，病证犹在者，更作服。若汗不出者，乃服至二三剂。禁生冷、黏滑、肉面、五辛、酒酪、臭恶等物。〔**五辛：**即葱、蒜、韭、薤、胡荽等。〕

13. 太阳病，头痛发热，汗出恶风，桂枝汤主之。〔**句释：**太阳病患者，只要具有头痛、发热、汗出、恶风等证候，便可用桂枝汤主治。〕

14. 太阳病，项背强几几，〔**几几：**几，音 shū。几几，短羽鸟也，短羽之鸟，不能飞腾，动则先伸引其头尔，项背强者动亦如之，这里用以形容项背强者。〕反汗出恶风者，桂枝加葛根汤主之。

桂枝加葛根汤方（2）

葛根四两　麻黄三两，去节　芍药二两　生姜三两，切
甘草二两，炙　大枣十二枚，擘　桂枝二两，去皮

上七味，以水一斗，先煮麻黄、葛根，减二升，去上
沫，内诸药，煮取三升，去滓，温服一升，覆取微似汗，不
须啜粥，余如桂枝法将息及禁忌。

15. 太阳病，下之后，其气上冲者，〔**其气上冲**：有二解，
一是并非有物上冲，而是指冲逆的感觉，病人自觉腹中有气向上冲
逆；二是指头项强痛、脉浮、发热等症仍在，抗病机能仍有向上向外
的趋势。〕可与桂枝汤，方用前法；若不上冲者，不得与之。

16. 太阳病三日，已发汗，若吐，若下，若**温针**，〔**温
针**：温针者，乃楚人法，其法，针于穴，以香白芷作饼，套针上，
以艾蒸温之，多取效。〕仍不解者，此为**坏病**，〔**坏病**：指变证。
若误汗，则有遂漏不止、心下悸、脐下悸等症；妄吐则有饥不能食、
朝食暮吐、不欲近衣等症；妄下则有结胸痞硬、协热下利、胀满清
谷等症；火逆则有发黄衄血、亡阳奔豚等症。〕桂枝不中与之也。
观其脉证，知犯何逆，随证治之。〔**句释**：应该观察病人的脉象
和症状，分析认识病变破坏正气运行规律的状况，然后随证选择治
疗方案。〕桂枝本为**解肌**，〔**解肌**：解除肌表之邪。也可解释为解
除发热、汗出、脉浮缓等症。〕若其人脉浮紧，发热汗不出者，
不可与之也，常须识此，勿令误也。

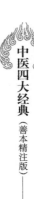

17. 若酒客病，〔酒客：指平素嗜酒的人。〕不可与桂枝汤，得之则呕，以酒客不喜甘故也。

18. 喘家，〔喘家：指素患气喘的病人。〕作桂枝汤，加厚朴杏子佳。

桂枝加厚朴杏子汤方

桂枝三两，去皮　甘草二两，炙　生姜三两，切　芍药三两　大枣十二枚，擘　厚朴二两，炙，去皮　杏仁五十枚，去皮尖

上七味，以水七升，微火煮取三升，去滓，温服一升。覆取微似汗。

19. 凡服桂枝汤吐者，其后必吐脓血也。

20. 太阳病，发汗，遂漏不止，〔遂漏不止：即出汗不止。为阳气不足，皮腠不固所致。〕其人恶风，小便难，〔小便难：即小便不通畅。因阳气虚弱，不能施化所致。〕四肢微急，〔四肢微急：即四肢微觉拘挛，伸屈不能自如，乃亡阳脱液所致。〕难以屈伸者，桂枝加附子汤主之。

桂枝加附子汤方（3）

桂枝三两，去皮　芍药三两　甘草三两，炙　生姜三两，切　大枣十二枚，擘　附子一枚，炮，去皮，破八片

上六味，以水七升，煮取三升，去滓，温服一升。本云桂枝汤，今加附子，将息如前法。

21. 太阳病，下之后，脉促胸满者，〔脉促：指脉象急促。〕桂枝去芍药汤主之。

桂枝去芍药汤方（4）

桂枝三两，去皮　甘草二两，炙　生姜三两，切　大枣十二枚，擘

上四味，以水七升，煮取三升，去滓，温服一升，本云桂枝汤，今去芍药，将息如前法。

22. 若微寒者，〔微寒：应为微恶寒。〕桂枝去芍药加附子汤主之。

桂枝去芍药加附子汤方（5）

桂枝三两，去皮　甘草二两，炙　生姜三两，切　大枣十二枚，擘　附子一枚，炮去皮，破八片

上五味，以水七升，煮取三升，去滓，温服一升，本云桂枝汤，今去芍药，加附子，将息如前法。

23. 太阳病，得之八九日，如疟状，发热恶寒，热多寒少，其人不呕，清便欲自可，〔清便欲自可：清，通圊，即厕所，此处作动词用；自可，与自调同。清便欲自可，即指大小便如常。〕一日二三度发；脉微缓者，为欲愈也；脉微而恶寒者，此阴

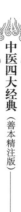
阳俱虚，〔**阴阳**：这里指表里言。〕不可更发汗、更下、更吐也；面色反有热色者，未欲解也，以其不能得小汗出，身必痒，宜桂枝麻黄各半汤。

桂枝麻黄各半汤方（6）

桂枝一两十六铢，〔**铢**：音 zhū，古衡名，汉制二十四铢为一两。〕去皮　芍药　生姜切　甘草炙　麻黄去节各一两　大枣四枚，擘　杏仁二十四枚，汤浸去皮尖及两仁者

上七味，以水五升，先煮麻黄一二沸，去上沫，内诸药，煮取一升八合，去滓，温服六合。本云桂枝汤三合，麻黄汤三合，并为六合，顿服，将息如上法。

24. 太阳病，初服桂枝汤，反烦不解者，〔**反烦不解**：反而心烦不愈。〕先刺风池、风府，却与桂枝汤则愈。

25. 服桂枝汤，大汗出，脉洪大者，〔**脉洪大**：脉大有力为洪，易与白虎汤证相混，此证无烦渴、喜饮水等白虎汤的里热证出现，所以仍与桂枝汤依法服用。〕与桂枝汤，如前法。若形似疟，一日再发者，汗出必解，宜桂枝二麻黄一汤。

桂枝二麻黄一汤方（7）

桂枝一两十七铢，去皮　芍药一两六铢　麻黄十六铢，去节生姜一两六铢，切　杏仁十六个，去皮尖　甘草一两二铢，炙大枣五枚，擘

上七味，以水五升，先煮麻黄一二沸，去上沫，内诸

药，煮取二升，去滓，温服一升，日再服。本云桂枝汤二分，麻黄汤一分，合为二升，分再服，今合为一方，将息如前法。

26. 服桂枝汤，大汗出后，大烦渴不解，脉洪大者，白虎加人参汤主之。

白虎加人参汤方（8）

知母六两　石膏二斤，碎，绵裹　甘草炙，二两　粳米六合　人参三两

上五味，以水一斗，煮米熟，汤成去滓，温服一升，日三服。

27. 太阳病，发热恶寒，热多寒少，脉微弱者，此无阳也，〔无阳：即阳气衰微的意思，较亡阳为轻。〕不可发汗，宜桂枝二越婢一汤。〔**宜桂枝二越婢一汤：**应移在"热多寒少"句下，此系古文自注的笔法。〕

桂枝二越婢一汤方（9）

桂枝去皮　芍药　甘草　麻黄各十八铢，炙　大枣四枚，擘　生姜一两二铢，切　石膏二十四铢，碎，绵裹

上七味，以水五升，煮麻黄一二沸，去上沫，内诸药，煮取二升，去滓，温服一升。本云，当裁为越婢汤、桂枝汤合之，饮一升。今合为一方，桂枝汤二分，越婢汤一分。

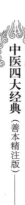

28. 服桂枝汤，或下之，仍头项强痛，翕翕发热，无汗，心下满微痛，〔**心下**：陆渊雷说："仲景书凡言心下者，皆指胃"。〕小便不利者，桂枝去桂加茯苓白术汤主之。

桂枝去桂加茯苓白术汤方（10）

芍药三两　甘草二两，炙　生姜切　白术　茯苓各三两

大枣十二枚，擘

上六味，以水八升，煮取三升，去滓，温服一升，小便利则愈，本云桂枝汤，今去桂枝，加茯苓、白术。

29. 伤寒脉浮，自汗出，小便数，〔**小便数**：此处指尿意频数而小便量少。〕心烦，微恶寒，脚挛急，〔**脚挛急**：指脚部蜷曲痉挛，伸展不利。〕反与桂枝，欲攻其表，此误也，得之便厥，〔**得之便厥**：指服药后便发生四肢厥冷的现象。〕咽中干，烦躁吐逆者，作甘草干姜汤与之，以复其阳；若厥愈足温者，更作芍药甘草汤与之，其脚即伸；若胃气不和，谵语者，少与调胃承气汤；若重发汗，复加烧针者，四逆汤主之。

甘草干姜汤方（11）

甘草四两，炙　干姜二两

上二味，以水三升，煮取一升五合，去滓，分温再服。

芍药甘草汤方（12）

白芍药　甘草各四两，炙

上二味，以水三升，煮取一升五合，去滓，分温再服。

调胃承气汤方（13）

大黄四两，去皮，清酒洗　甘草二两，炙　芒硝半升

上三味，以水三升，煮取一升，去滓，内芒硝，更上火微煮令沸，少少温服之。

四逆汤方（14）

甘草二两，炙　干姜一两半　附子一枚，生用，去皮，破八片

上三味，以水三升，煮取一升二合，去滓，分温再服。强人可大附子一枚，干姜三两。

30. 问曰：证象阳旦，〔**阳旦**：成无己说："阳旦，桂枝汤别名也"。〕按法治之而增剧，厥逆，咽中干，两胫拘急而谵语。师曰：言夜半手足当温，两脚当伸，后如师言，何以知此？答曰：寸口脉浮而大，浮为风，大为虚，风则生微热，虚则两胫挛，病形象桂枝，因加附子参其间，增桂令汗出，附子温经，亡阳故也。厥逆，咽中干，烦躁，阳明内结，谵语烦乱，更饮甘草干姜汤，夜半阳气还，两足当热，胫尚微拘急，重与芍药甘草汤，尔乃胫伸，以承气汤微溏，〔**以承气汤微溏**：应当给予调胃承气汤，使大便微溏。〕则止其谵语，故知病可愈。

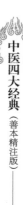

导读分析

一、篇名解释 ▶▶▶

太阳病是病邪侵袭人体，正邪交争于肌表，营卫功能失调而发生的疾病。本篇为上篇，主要讨论太阳中风证一类太阳病经证的证治，故以《辨太阳病脉证并治上篇》为篇名。

二、文章大意 ▶▶▶

本篇主要论述太阳病经证之太阳中风证，以汗出、脉缓为特点，用桂枝汤以解肌祛风、调和营卫治疗。对于太阳病因误治、失治而转为其他病证的太阳病变证，也有诸多的证治，充分体现"观其脉证，知犯何逆，随证治之"的精神。文章还讨论了太阳病兼证、治禁、传变、预后等问题。

三、结构分析 ▶▶▶

辨太阳病脉证并治上篇

（一）太阳病辨证纲要
1. 太阳病提纲（第1条）
2. 太阳病分类
　　中风（第2条）
　　伤寒（第3条）
　　温病（第6条）
3. 辨病发于阳与病发于阴（第7条）
4. 辨太阳病传变与否（第4、5条）

（二）太阳病本证
1. 中风表虚证
　　桂枝汤证（第12、13、15、24条）
　　桂枝汤禁例（第16下、17、19条）
　　桂枝汤证兼证
　　　桂枝加葛根汤证（第14条）
　　　桂枝加厚朴杏子汤证（第18条）
　　　桂枝加附子汤证（第20条）
　　　桂枝去芍药汤证（第21条）
　　　桂枝去芍药加附子汤证（第22条）
2. 表郁轻症
　　桂枝麻黄各半汤证（第23条）
　　桂枝二麻黄一汤证（第25条）
　　桂枝二越婢一汤证（第27条）

（三）太阳病变证
1. 变证治则与辨证要点
　　变证治则（第16上条）
　　辨寒热真假（第11条）
2. 热证——白虎加人参汤证（第26条）
3. 虚证——甘草干姜汤证、芍药甘草汤证（第29、30条）

（四）太阳病疑似证——桂枝去桂加茯苓白术汤证（第28条）

（五）太阳病预后（第8、9、10条）

中医四大经典（善本精注版）

伤寒论

17

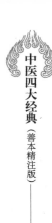
辨太阳病脉证并治中篇

（第 31～127 条）

31. 太阳病，项背强几几，无汗恶风，葛根汤主之。

葛根汤方（15）

葛根四两　麻黄三两，去节　桂枝二两，去皮　生姜三两，切　甘草二两，炙　芍药二两　大枣十二枚，擘

上七味，以水一斗，先煮麻黄、葛根，减二升，去白沫，内诸药，煮取三升，去滓，温服一升，覆取微似汗，余如桂枝法将息及禁忌，诸汤皆仿此。

32. 太阳与阳明合病者，〔合病：二经或三经之证同时并见，称为合病。〕必自下利，〔下利：此处指腹泻。〕葛根汤主之。

33. 太阳与阳明合病，不下利但呕者，葛根加半夏汤主之。

葛根加半夏汤方（16）

葛根四两　麻黄三两，去节　甘草二两，炙　芍药二两

桂枝二两，去皮　　生姜二两，切　　半夏半升，洗　　大枣十二枚，擘

上八味，以水一斗，先煮葛根、麻黄，减二升，去白沫，内诸药，煮取三升，去滓，温服一升，覆取微似汗。

34. 太阳病，桂枝证，医反下之，利遂不止，脉促者，表未解也，喘而汗出者，葛根黄芩黄连汤主之。

葛根黄芩黄连汤方（17）

葛根半斤　　甘草二两，炙　　黄芩三两　　黄连三两

上四味，以水八升，先煮葛根，减二升，内诸药，煮取二升，去滓，分温再服。

35. 太阳病，头痛发热，身疼腰痛，骨节疼痛，恶风无汗而喘者，麻黄汤主之。

麻黄汤方（18）

麻黄三两，去节　　桂枝二两，去皮　　甘草一两，炙　　杏仁七十个，去皮尖

上四味，以水九升，先煮麻黄，减二升，去上沫，内诸药，煮取二升半，去渣，温服八合，覆取微似汗，不须啜粥，余如桂枝法将息。

36. 太阳与阳明合病，喘而胸满者，不可下，宜麻黄汤。

37. 太阳病，十日以去，〔**十日以去**：即十日以上。〕脉浮细而嗜卧者，**外已解也**。〔**外已解**：指表邪已经解除。〕设胸满胁痛者，与小柴胡汤；脉但浮者，与麻黄汤。

38. 太阳中风，脉浮紧，发热恶寒，身疼痛，不汗出而烦躁者，大青龙汤主之；若脉微弱，汗出恶风者，不可服之，服之则厥逆，**筋惕肉瞤**，〔**筋惕肉瞤**：指肌肉跳动。〕此为逆也。

大青龙汤方（19）

麻黄六两，去节　桂枝二两，去皮　甘草二两，炙　杏仁四十枚，去皮尖　生姜三两，切　大枣十枚，擘　石膏如鸡子大，碎

上七味，以水九升，先煮麻黄，减二升，去上沫，内诸药，煮取三升，去滓，温服一升。取微似汗，汗出多者，**温粉粉之**。〔**温粉**：一种外用的扑粉，目的用于止汗。〕一服汗者，停后服，若复服，汗多亡阳，遂虚，恶风烦躁，不得眠也。

39. 伤寒脉浮缓，身不疼，但重，乍有轻时，**无少阴证**者，〔**无少阴证**：即指无前条"脉微弱，汗出恶风"等证。因少阴亦有发热恶寒，无汗烦躁之证，与大青龙证类似，而法当温补，故特着重提出，以免误用。〕大青龙汤发之。

40. 伤寒表不解，心下有水气，〔心下有水气：即胃脘部有水湿痰饮。〕干呕发热而咳，或渴，或利，或噎，〔噎：即咽下困难。〕或小便不利，少腹满，或喘者，小青龙汤主之。

小青龙汤方（20）

麻黄去节　芍药　细辛　干姜　甘草炙　桂枝去皮各三两

五味子半升　半夏半升，洗

上八味，以水一斗，先煮麻黄，减二升，去上沫，内诸药，煮取三升，去滓，温服一升。若渴，去半夏，加栝楼根三两。若微利，去麻黄，加荛花如一鸡子，〔荛花：据《和汉药考》："荛花形如芫花而小，色黄者是，又有白花者，药铺无此，可以芫花代之，按其味苦辛，利水之功，一如芫花。"《千金方》与《总病论》均将荛花当作芫花。〕熬令赤色。若噎者，去麻黄加附子一枚，炮。若小便不利，少腹满者，去麻黄，加茯苓四两。若喘，去麻黄，加杏仁半升，去皮尖。且荛花不治利，麻黄主喘，今此语反之，疑非仲景意。〔"且荛花不治利"以下的话，应该是王叔和的按语。大柴胡方后云，不加大黄恐不为大柴胡汤，许叔微《本事方》引为叔和语，此段语气相同，且《玉函经》、《外台秘要》都有这几句话，可见不出于后人手。〕

41. 伤寒心下有水气，咳而微喘，发热不渴。服汤已，渴者，此寒去欲解也，小青龙汤主之。

42. 太阳病，外证未解，脉浮弱者，当以汗解，宜桂枝汤。

43. 太阳病，下之微喘者，表未解故也，桂枝加厚朴杏子汤主之。

桂枝加厚朴杏子汤方（21）

桂枝三两，去皮　甘草二两，炙　生姜二两，切　芍药三两　大枣十二枚，擘　厚朴二两，炙，去皮　杏仁五十枚，去皮尖

上七味，以水七升，微火煮取三升，去滓，温服一升，覆取微似汗。

44. 太阳病，外证未解，不可下也，下之为逆；欲解外者，宜桂枝汤。

45. 太阳病，先发汗不解，而复下之，脉浮者不愈。浮为在外，而反下之，故令不愈。今脉浮，故在外，当须解外则愈，宜桂枝汤。

46. 太阳病，脉浮紧，无汗发热，身疼痛，八九日不解，表证仍在，此当发其汗。服药已微除，其人发烦目瞑，〔**目瞑**：即视觉昏暗，目合不欲张。〕剧者必衄，〔**衄**：指鼻出血。〕衄乃解。所以然者，阳气重故也，〔**阳气重**：此处指阳气郁遏较重。〕麻黄汤主之。

47. 太阳病，脉浮紧，发热，身无汗，自衄者愈。

48. 二阳并病，〔**二阳并病**：指太阳病传入阳明而太阳证未罢。〕太阳初得病时发其汗，汗先出不彻，因转属阳明，续自微汗出，不恶寒。若太阳病证不罢者，不可下，下之为逆，如此可小发汗。设面色缘缘正赤者，〔**缘缘**：接连不已的意思。**正赤**：潮红而不杂他色的意思。〕阳气怫郁在表，〔**怫郁**：怫，音 fèi。怫郁，即蕴积。陶节庵说："怫郁者，阳气蒸越，形于头面体肤之间，聚赤而不散也。"〕当解之熏之。〔**熏之**：指以药熏蒸取汗的方法。〕若发汗不彻不足言，阳气怫郁不得越，当汗不汗，其人躁烦，不知痛处，乍在腹中，乍在四肢，按之不可得，其人短气，但坐以汗出不彻故也，〔**但坐**：但，只是；坐，责，归咎。但坐，即只是归咎的意思。〕更发汗则愈，何以知汗出不彻？以脉涩故知也。

49. 脉浮数者，法当汗出而愈。若下之，身重心悸者，不可发汗，当自汗出乃解。所以然者，尺中脉微，此里虚，须表里实，津液自和，便自汗出愈。〔**句释**：因为病人尺部脉微，说明里气已虚，再发汗便会更虚其里，应该用和表实里的方法，使表里之正气充实，则津液自和，而邪气无所容，不须发汗而汗出自愈了。〕

50. 脉浮紧者，法当身疼痛，宜以汗解之。假令尺中迟者，〔尺中迟：医者之一呼一吸，病者脉来三至谓之迟脉。但事实上尺脉迟者，寸脉无有不迟，因此迟脉在这里应理解为迟而弱，不像寸脉之迟而有力。〕不可发汗，何以知然，以荣气不足，〔荣气：荣通营，荣气即营气，为行于脉中的精气，有化生血液及营养周身的作用。〕血少故也。

51. 脉浮者，病在表，可发汗，宜麻黄汤。

52. 脉浮而数者，可发汗，宜麻黄汤。

53. 病常自汗出，此为荣气和，荣气和者，外不谐，以卫气不共荣气谐和故尔。〔句释：病人常常自行汗出的，表示荣气还调和，而外部的卫气不调和，是卫气不和营气互相协调的缘故。〕以荣行脉中，卫行脉外，复发其汗，荣卫和则愈，宜桂枝汤。

54. 病人藏无他病，〔藏无他病：藏通脏，指脏腑无病。〕时发热自汗出，而不愈者，此卫气不和也，先其时发汗则愈，〔先其时：指在发热汗出之前。〕宜桂枝汤。

55. 伤寒脉浮紧，不发汗，因致衄者，麻黄汤主之。

56. 伤寒不大便六七日，头痛有热者，与承气汤。其小便清者，知不在里，仍在表也，当须发汗，若头痛者必衄，宜桂枝汤。〔"宜桂枝汤"应移至"当须发汗"之后。〕

57. 伤寒，发汗已解，半日许复烦，脉浮数者，可更发汗，宜桂枝汤。

58. 凡病若发汗，〔若：在这里作或字解。〕若吐，若下，若亡血，〔亡血：指一切失血而言。〕亡津液，〔亡津液：津液相当于现代所谓的体液，亡津液就是脱水的意思。〕阴阳自和者，〔阴阳自和：指左右三部脉搏跳动均匀调和，表里协调，阴阳平和的意思。〕必自愈。

59. 大下之后，复发汗，小便不利者，亡津液故也，勿治之，〔勿治之：指勿用利小便药。〕得小便利，〔得小便利：指以后小便利，即表明津液已恢复。〕必自愈。

60. 下之后，复发汗，必振寒，〔振寒：指怕冷而颤抖。〕脉微细，所以然者，以内外俱虚故也。〔内外俱虚：指表里俱虚。〕

61. 下之后，复发汗，昼日烦躁不得眠，夜而安静，不呕不渴，无表证，脉沉微，身无大热者，干姜附子汤主之。

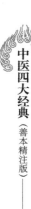
干姜附子汤方（22）

干姜一两　附子一枚，生用，去皮，破八片

上二味，以水三升，煮取一升，去滓，顿服。

62. 发汗后，身疼痛，脉沉迟者，桂枝加芍药生姜各一两人参三两新加汤主之。

桂枝加芍药生姜各一两人参三两新加汤方（23）

桂枝三两，去皮　芍药四两　甘草二两，炙　人参三两
大枣十二枚，擘　生姜四两

上六味，以水一斗二升，煮取三升，去滓，温服一升。本云桂枝汤，今加芍药、生姜、人参。

63. 发汗后，不可更行桂枝汤，汗出而喘，无大热者，可与麻黄杏仁甘草石膏汤。

麻黄杏仁甘草石膏汤方（24）

麻黄四两，去节　杏仁五十个，去皮尖　甘草二两，炙
石膏半斤，碎，绵裹

上四味，以水七升，煮麻黄，减二升，去上沫，内诸药，煮取二升，去滓，温服一升。本云黄耳杯。〔**黄耳杯**：《千金翼》卷十作"黄耳杯"。黄耳杯，古代饮器，容量一升。〕

64. 发汗过多，其人叉手自冒心，〔**叉手**：即两手交叉。**冒心**：即手按心窝部。〕心下悸，欲得按者，桂枝甘草汤主之。

桂枝甘草汤方（25）

桂枝四两，去皮　甘草二两，炙

上二味，以水三升，煮取一升，去滓，顿服。

65. 发汗后，其人脐下悸者，欲作奔豚，〔**奔豚**：《金匮要略》说："奔豚病，从少腹起，上冲咽喉，发作欲死，复还止……"《巢氏病源》说："夫奔豚气者，气上下游走，如豚之奔，故曰奔豚。"〕茯苓桂枝甘草大枣汤主之。

茯苓桂枝甘草大枣汤方（26）

茯苓半斤　桂枝四两　甘草二两，炙　大枣十五枚，擘

上四味，以甘澜水一斗，先煮茯苓，减一升，内诸药，煮取三升，去滓，温服一升，日二服。

作甘澜水法，取水二斗，置大盆内，以杓扬之，水上有珠子五六千颗相逐，取用之。

66. 发汗后，腹胀满者，厚朴生姜半夏甘草人参汤主之。

厚朴生姜半夏甘草人参汤方（27）

厚朴半斤，炙，去皮　生姜半斤，切　半夏半斤，洗　甘草二两　人参一两

上五味，以水一斗，煮取三升，去滓，温服一升，日三服。

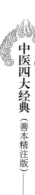
67. 伤寒若吐若下后，心下逆满，〔心下逆满：即胃脘部有上逆胀满之感。〕气上冲胸，〔气上冲胸：即患者自觉时时有气从下而上，冲撞于胸胁间。〕起则头眩，脉沉紧，发汗则动经，身为振振摇者，〔**发汗则动经，身为振振摇**：指发汗则触动经络，引起身体震颤动摇。〕茯苓桂枝白术甘草汤主之。

茯苓桂枝白术甘草汤方（28）

茯苓四两　桂枝三两，去皮　白术　甘草炙，各二两

上四味，以水六升，煮取三升，去滓，分温三服。

68. 发汗病不解，反恶寒者，虚故也，芍药甘草附子汤主之。

芍药甘草附子汤方（29）

芍药　甘草炙，各三两　附子一两，炮，去皮，破八片

上三味，以水五升，煮取一升五合，去滓，分温三服。

69. 发汗，若下之，病仍不解，烦躁者，茯苓四逆汤主之。

茯苓四逆汤方（30）

茯苓四两　人参一两　附子一枚，生用，去皮，破八片　甘草二两，炙　干姜一两半

上五味，以水五升，煮取三升，去滓，温服七合，日二服。

70. 发汗后恶寒者，虚故也，不恶寒但热者，实也，当和胃气，〔**胃气**：指胃肠功能。〕与调胃承气汤。

71. 太阳病，发汗后，大汗出，胃中干，〔**胃中干**：即胃中津液缺乏，口渴欲饮。此处由于汗出过多，津液外耗所致。〕烦躁不得眠，欲得饮水者，少少与饮之，令胃气和则愈。若脉浮，小便不利，微热消渴者，〔**消渴**：这里是口渴的意思。〕五苓散主之。

五苓散方（31）

猪苓十八铢，去皮　　泽泻一两六铢　　白术十八铢　　茯苓十八铢　　桂枝半两，去皮

上五味，捣为散，以白饮和服方寸匕，〔**白饮**：即煮饭的米汤。〕日三服，多饮暖水，汗出愈。如法将息。

72. 发汗已，脉浮数，烦渴者，五苓散主之。

73. 伤寒汗出而渴者，五苓散主之；不渴者，茯苓甘草汤主之。

茯苓甘草汤方（32）

茯苓二两　　桂枝二两，去皮　　甘草一两，炙　　生姜三两，切

上四味，以水四升，煮取二升，去滓，分温三服。

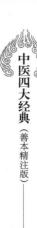

74. 中风发热，六七日不解而烦，有**表里证**，〔**表里证：**魏荔彤《伤寒论本义》说："里证何？即前所谓烦渴饮水，水入即吐，是也。表证何？即前所谓头痛项强，而恶寒发热汗出是也。"〕渴欲饮水，水入则吐者，名曰**水逆**，〔**水逆：**方有执《伤寒论条辨》说："伏饮内作，故外者不得入也，盖饮亦水也，以水得水，涌溢而为格拒，所以谓之曰水逆也。"〕五苓散主之。

75. 未**持脉**时，〔**持脉：**即切脉、把脉的意思。〕病人手叉自冒心，师因教试令咳而不咳者，此必两耳聋无闻也，所以然者，以重发汗虚故如此。发汗后，饮水多必喘，以**水灌**之亦喘。〔**水灌：**即用冷水在患者身上浇洗的一种退热疗法。〕

76. 发汗后，水药不得入口为逆；若更发汗，必吐下不止。发汗吐下后，虚烦不得眠，若剧者，必反复颠倒，心中**懊侬**，〔**懊侬：**懊，音 ào。侬，音 nào。懊侬，即心烦热躁、闷乱不宁的意思。〕栀子豉汤主之；若**少气**者，〔**少气：**气少不足以息，即气短的意思。〕栀子甘草豉汤主之；若呕者，栀子生姜豉汤主之。

栀子豉汤方（33）

栀子十四个，擘　香豉四合，绵裹

上二味，以水四升，先煮栀子，得二升半，内豉，煮取一升半，去滓，分为二服，温进一服，得吐者止后服。

栀子甘草豉汤方（34）

栀子十四个，擘　甘草二两，炙　香豉四合

上三味，以水四升，先煮栀子、甘草，取二升半，内豉，煮取一升半，去滓，分二服，温进一服，得吐者止后服。

栀子生姜豉汤方（35）

栀子十四个，擘　生姜五两　香豉四两，绵裹

上三味，以水四升，先煮栀子、生姜，取二升半，内豉，煮取一升半，去滓，分二服，温进一服，得吐者止后服。

77. 发汗若下之，而烦热胸中窒者，〔**窒**：方中行《伤寒论条辨》说："窒者，邪热壅滞而窒塞，未至于痛，而比痛较轻也。"〕栀子豉汤主之。

78. 伤寒五六日，大下之后，身热不去，心中结痛者，〔**结痛**：即窒结而痛的意思。柯韵伯《伤寒来苏集》说："病发于阳而反下之，外热未除，心中结痛，虽轻于结胸，而甚于懊矣。"〕未欲解也，栀子豉汤主之。

79. 伤寒下后，心烦腹满，卧起不安者，栀子厚朴汤主之。

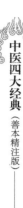
栀子厚朴汤方（36）

栀子十四个，擘　厚朴四两，炙，去皮　枳实四枚，水浸，炙令黄

上三味，以水三升半，煮取一升半，去滓，分二服，温进一服，得吐者，止后服。

80. 伤寒，医以丸药大下之，〔**丸药**：王肯堂《伤寒证治准绳》说："丸药，所谓神丹，甘遂之类也。"〕身热不去，微烦者，栀子干姜汤主之。

栀子干姜汤方（37）

栀子十四个，擘　干姜二两

上二味，以水三升半，煮取一升半，去滓，分二服，温进一服，得吐者止后服。

81. 凡用栀子汤，病人旧微溏者，不可与服之。〔**病人旧微溏者，不可与服之**：如果病人旧有大便溏泻证（里寒），则不可服用栀子汤。〕

82. 太阳病发汗，汗出不解，其人仍发热，心下悸，头眩身𥆧动，振振欲擗地者，〔**振振欲擗地**：肢体颤动欲扑倒于地。擗同仆，跌倒。〕真武汤主之。

真武汤方（38）

茯苓　芍药　生姜切，各三两　白术二两　附子一枚，

炮，去皮，破八片

上五味，以水一升，煮取三升，去滓，温服七合，日三服。

83. 咽喉干燥者，不可发汗。

84. 淋家不可发汗，〔淋家：指患有小便不利和小便时阴茎疼痛的病人。〕汗出必便血。〔便血：此处指尿血。〕

85. 疮家虽疼痛，〔疮家：指患疮疡久不愈的病人。〕不可发汗，汗出痓。〔痓：音 cè，脊强背反张的意思。《玉函经》作痉。〕

86. 衄家，〔衄家：指素患衄血的人。〕不可发汗，汗出必额上陷，脉急紧，直视不能眴，不得眠。〔汗出必额上陷，脉急紧，直视不能眴，不得眠：误汗以后就可能出现额部筋脉紧急，两眼直视，眼珠不能转动，而且不能睡眠。〕

87. 亡血家，〔亡血家：指失血的病人。〕不可发汗，发汗则寒栗而振。

88. 汗家，〔汗家：指平素多汗的人。〕重发汗，必恍惚心乱，〔恍惚：指神志不清，精神不集中。心乱：指心中慌乱不安。〕小便已阴痛，〔小便已阴痛：指小便后出现尿道疼痛。〕与禹余粮丸。〔禹余粮丸处方原缺，惟《桂林古方》载有该方，现录下，以供参考：禹余粮四两，人参三两，附子二枚，五味子三合，茯苓三两，干姜三两。右六味，蜜为丸，如梧桐子大，每服三十九。〕

89. 病人有寒，复发汗，胃中冷，必吐蚘。〔蚘：同蛔。〕

90. 本发汗，而复下之，此为逆也。〔复：此处作反字解。**句释**：本来应该先发汗，而反用泻药，这就违反了治疗的原则。〕若先发汗，治不为逆。本先下之，而反汗之，为逆。若先下之，治不为逆。

91. 伤寒，医下之，续得下利，清谷不止，〔清谷：即泻下未消化的食物。〕身疼痛者，急当救里；后身疼痛，清便自调者，〔清便自调：指大便已恢复正常。〕急当救表。救里宜四逆汤，救表宜桂枝汤。

92. 病发热头痛，脉反沉，若不差，身体疼痛，当救其里，宜四逆汤。

93. 太阳病，先下而不愈，因复发汗，以此表里俱虚，其人因致冒，〔冒：即错冒，指头目如有物蒙蔽之状，头觉沉重，眼前不清楚。〕冒家汗出自愈。所以然者，汗出表和故也。里未和，然后复下之。

94. 太阳病未解，脉阴阳俱停（原注：一作微），〔脉阴阳俱停：有数解：一是成无己等谓停脉即六脉均调；二是程郊倩等谓脉阴阳俱停止而不见；三是徐灵胎谓脉法无停字，疑似沉滞不起，即下微字之义。征之事实，似以后面两种说法较为准确。〕必先振慄，汗出而解。但阳脉微者，〔脉微：汪琥《伤寒论辨证广注》说："脉微二字当活看，此非微弱之微，乃邪滞而脉道细伏之义。邪滞于经，则表气不得条达，故阳脉微；邪滞于府，则里气不能通畅，故阴脉微"。〕先汗出而解，但阴脉微（原注：一作尺脉实）者，下之而解。若欲下之，宜调胃承气汤（原注：一云用大柴胡汤）。

95. 太阳病，发热汗出者，此为荣弱卫强，故使汗出，欲救邪风者，宜桂枝汤。

96. 伤寒五六日中风，〔伤寒五六日中风：即伤寒或中风五六日之倒句。〕往来寒热，胸胁苦满，嘿嘿不欲饮食，〔嘿嘿：嘿与默同，嘿嘿即静默不语的意思。〕心烦喜呕，或胸中烦而不呕，或渴，或腹中痛，或胁下痞硬，〔胁下痞硬：即胁肋部膨胀按之而硬。〕或心下悸，小便不利，或不渴，身有微热，或咳者，小柴胡汤主之。

小柴胡汤方（39）

柴胡半斤　黄芩三两　人参三两　半夏半升，洗　甘草炙

生姜切，各三两　大枣十二枚，擘

上七味，以水一斗二升，煮取六升，去滓，再煎取三升，温服一升，日三服。若胸中烦而不呕者，去半夏、人参，加栝楼实一枚。若渴，去半夏，加人参合前成四两半，栝楼根四两。若腹中痛者，去黄芩，加芍药三两。若胁下痞硬，去大枣，加牡蛎四两。若心下悸，小便不利者，去黄芩，加茯苓四两。若不渴，外有微热者，去人参，加桂枝三两，温覆微汗愈。若咳者，去人参、大枣、生姜，加五味子半升，干姜二两。

97. 血弱气尽，〔血弱气尽：即气血不足的意思。〕腠理开，邪气因入，与正气相搏，结于胁下。正邪分争，往来寒热，休作有时，嘿嘿不欲饮食。藏府相连，其痛必下，邪高痛下，故使呕也，小柴胡汤主之。服柴胡汤已，渴者属阳明，以法治之。

98. 得病六七日，脉迟浮弱，恶风寒，手足温，医二三下之，不能食，而胁下满痛，面目及身黄，颈项强，小便难者，与柴胡汤，后必下重。〔后必下重：即肛门沉坠的感觉。〕本渴饮水而呕者，柴胡汤不中与也，食谷者哕。〔食谷：即吃饭。哕：即呃逆。〕

99. 伤寒四五日，身热恶风，颈项强，胁下满，手足温而渴者，小柴胡汤主之。

100. 伤寒阳脉涩，阴脉弦，法当腹中急痛，先与小建中汤；不差者，小柴胡汤主之。

小建中汤方（40）

桂枝三两，去皮　甘草二两，炙　大枣十二枚，擘　芍药六两　生姜三两，切　胶饴一升

上六味，以水七升，煎煮取三升，去滓，内饴，更上微火消解。温服一升，日三服。呕家不可用建中汤，以甜故也。

101. 伤寒中风，有柴胡证，但见一证便是，不必悉具。〔**不必悉具**：即所有主证不必全部出现。〕凡柴胡汤病证而下之，若柴胡证不罢者，〔**柴胡证不罢**：即柴胡汤的适应证仍在。〕复与柴胡汤，必蒸蒸而振，却复发热汗出而解。

102. 伤寒二三日，心中悸而烦者，小建中汤主之。

103. 太阳病过经十余日，〔**过经**：即过太阳之经，表证已罢之意。柯韵伯《伤寒来苏集》说："经者常也，过经是过其常度，非经络之经也"。〕反二三下之，后四五日，柴胡证仍在者，先与小柴胡。呕不止，心下急，郁郁微烦者，为未解也，与大柴胡汤下之则愈。〔服小柴胡汤以后，呕吐不止，表示少阳证仍

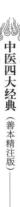

在；心下急，郁郁微烦等表示已波及阳明之腑。少阳忌泻，但有阳明里实又不能不泻，所以用大柴胡汤。〕

大柴胡汤方（41）

柴胡半斤　黄芩三两　芍药三两　半夏半升，洗　生姜五两，切　枳实四枚，炙　大枣十二枚，擘

上七味，以水一斗二升，煮取六升，去渣再煎，温服一升，日三服。一方加大黄二两，若不加，恐不为大柴胡汤。

104. 伤寒十三日不解，胸胁满而呕，日晡所发潮热，〔日晡所：即下午三点到五点的时间。〕已而微利。此本柴胡证，下之以不得利，今反利者，知医以丸药下之，此非其治也。潮热者，实也，先宜服小柴胡汤以解外，后以柴胡加芒硝汤主之。

柴胡加芒硝汤方（42）

柴胡二两十六铢　黄芩一两　人参一两　甘草一两，炙　生姜一两，切　半夏二十铢（本云五枚），洗　大枣四枚，擘　芒硝二两

上八味，以水四升，煮取二升，去滓，内芒硝，更煮微沸，分温再服，不解更作。

105. 伤寒十三日，过经谵语者，以有热也，当以汤下之。若小便利者，大便当硬，而反下利，脉调和者，知医以丸药下之，非其治也。若自下利者，脉当微厥，〔脉当微厥：

有二解。一指脉象言，本论云："厥者，脉初来大，渐渐小，更来渐渐大，是其候也"；二指脉微而肢厥。似以第二种说法为妥。〕今反和者，〔和：这里指脉象与阳明病证候相合，如滑数或实大等，不是脉象调和的意思。〕此为内实也，谓胃承气汤主之。

106. 太阳病不解，热结膀胱，〔**热结膀胱：**指热邪结于膀胱部分，不一定就是指膀胱。〕其人如狂，血自下，下者愈。其外不解者，尚未可攻，当先解其外。外解已，但少腹急结者，〔**少腹急结：**即小腹部有拘急结滞感。〕乃可攻之，宜桃核承气汤。

桃核承气汤方（43）

桃仁五十个，去皮尖　大黄四两　桂枝二两，去皮　甘草二两，炙　芒硝二两

上五味，以水七升，煮取二升半，去滓，内芒硝，更上火微沸，下火，先食温服五合，日三服，当微利。

107. 伤寒八九日，下之，胸满烦惊，小便不利，谵语，一身尽重，不可转侧者，柴胡加龙骨牡蛎汤主之。

柴胡加龙骨牡蛎汤方（44）

柴胡四两　龙骨　黄芩　生姜切　铅丹〔**铅丹：**《玉函经》作黄丹。本药主要含铅，临床用量在 3 克左右，需包煎，且不宜久服，以免发生铅中毒。〕　人参　桂枝去皮　茯苓各一两半　半夏二合半，洗　大黄二两　牡蛎一两半，熬　大枣六枚，擘

上十二味，以水八升，煮取四升，内大黄，切如棋子，更煮一两沸，去滓，温服一升。本云柴胡汤，今加龙骨等。

108. 伤寒腹满谵语。寸口脉浮而紧，此肝乘脾也，名曰纵，〔纵：纵任其气，乘其所胜，如水行乘火，木行乘土……〕刺期门。〔期门：穴名，在乳头下方、肋弓的边缘，为肝经之募穴〕。

109. 伤寒发热，啬啬恶寒，大渴欲饮水，其腹必满，自汗出，小便利，其病欲解，此肝乘肺也，名曰横，〔横：其气横逆，反乘其不胜。如火行乘水，木行乘金……〕刺期门。

110. 太阳病二日，反躁，凡熨其背，〔凡：《仲景全书》作反。〕而大汗出，大热入胃，胃中水竭，躁烦，必发谵语。十余日，振慄，自下利者，此为欲解也。故其汗从腰以下不得汗，欲小便不得，反呕，欲失溲，足下恶风，大便硬，小便当数，而反不数，及不多。大便已，头卓然而痛，〔卓然：方中行说："卓，特也，头特然而痛，阴气上达也。"〕其人足心必热，谷气下流故也。〔谷气：此处指由饮食而化生的阳气。〕

111. 太阳病中风，以火劫发汗，〔以火劫发汗：用火攻法强迫发汗。〕邪风被火热，血气流溢，失其常度，两阳相熏灼，〔相熏灼：指中风的热与火熏的热互相熏灼。〕其身发黄。阳盛则欲衄，阴虚小便难，阴阳俱虚竭，身体则枯燥。但头汗出，剂颈而还，〔**剂颈而还**：即到颈部而止。〕腹满微喘，口干咽烂，或不大便，久则谵语，甚者至哕，手足躁扰，捻衣摸床，小便利者，其人可治。

112. 伤寒脉浮，医以<u>火迫</u>劫之，〔**火迫**：钱潢氏说："火迫者，或熏，或熨，或烧针皆是也。"〕亡阳必惊狂，卧起不安者，桂枝去芍药加蜀漆牡蛎龙骨救逆汤主之。

桂枝去芍药加蜀漆牡蛎龙骨救逆汤方（45）

桂枝三两，去皮　甘草二两，炙　生姜三两，切　大枣十二枚，擘　牡蛎五两，熬　蜀漆三两，洗去腥〔**蜀漆**：《本草纲目》云："蜀漆乃常山之苗，功用相同，今并为一。"〕　龙骨四两

上七味，以水一斗二升。先煮蜀漆减二升，内诸药，煮取三升，去滓，温服一升。本云桂枝汤，今去芍药，加蜀漆、牡蛎、龙骨。

113. 形作伤寒，其脉不弦紧而弱，弱者必渴。被火，必谵语。弱者发热，脉浮，解之当汗出愈。

114. 太阳病以火熏之，不得汗，其人必躁。<u>到经不解</u>，〔**到经不解**：指太阳病已六日，传经已尽，应当痊愈而不痊愈。〕必<u>清血</u>，〔**清血**：即便血。〕名为火邪。

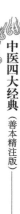

115. 脉浮，热甚，而反灸之，此为实。实以虚治，因火而动，必咽燥吐血。〔**句释**：脉浮，发热很重，这本是实证，而反用艾火灸之。这是把实证当作虚证去医治，气血因火迫而动，可能发生咽中干燥或吐血的现象。〕

116. 微数之脉，慎不可灸。〔**句释**：微数之脉，多为阴虚有热，这时最要慎用灸法，不可乱用火灸。〕因火为邪，则为烦逆，追虚逐实，〔**追虚逐实**：阴本虚也，而更加火，则为追虚；热本实也，而更加火，则为逐实。〕血散脉中，火气虽微，内攻有力，焦骨伤筋，〔**焦骨伤筋**：指人体被艾火灼伤，产生灸疮，并不是真的骨焦筋伤。〕血难复也。脉浮，宜以汗解，用火灸之，邪无从出，因火而盛，病从腰以下，必重而痹，〔**必重而痹**：指沉重麻痹。〕名火逆也。欲自解者，必当先烦，烦乃有汗而解。何以知之？脉浮故知汗出解。

117. 烧针令其汗，〔**烧针**：即火针，以粗针烧令红，趁针红刺入之，为古人用以取汗之一法。〕针处被寒，核起而赤者，必发奔豚。气从少腹上冲心者，灸其核上各一壮，与桂枝加桂汤，更加桂二两也。

桂枝加桂汤方（46）

桂枝五两　芍药三两　生姜三两，切　甘草二两，炙　大枣十二枚，擘

上五味，以水七升，煮取三升，去滓。温服一升，日三

服。本云桂枝汤，今加桂满五两，所以加桂者，以能泄奔豚气也。

118. 火逆下之，〔**火逆**：指误用烧针、艾灸、熏、熨等火法治疗而产生的变证。〕因烧针烦躁者，桂枝甘草龙骨牡蛎汤主之。

桂枝甘草龙骨牡蛎汤方（47）

桂枝一两，去皮　甘草二两，炙　牡蛎二两，熬　龙骨二两

上四味，以水五升，煮取二升半，去滓，温服八合，日三服。

119. 太阳伤寒者，加温针必惊也。

120. 太阳病，当恶寒发热，今自汗出，反不恶寒发热，关上脉细数者，〔**关上**：指腕部高骨（桡骨）突起处。〕以医吐之过也。一二日吐之者，腹中饥，口不能食；三四日吐之者，不喜糜粥，〔**糜粥**：即稀烂的米粥。〕欲食冷食，朝食暮吐。以医吐之所致也，此为小逆。〔**小逆**：指误治所引起的比较轻的变证。〕

121. 太阳病吐之，但太阳病当恶寒，今反不恶寒，不欲近衣，此为吐之内烦也。

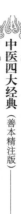

122. 病人脉数，数为热，当消谷引食，〔消谷引食：指消化力强，食欲旺盛。〕而反吐者，此以发汗，令阳气微，〔阳气微：即阳虚，较亡阳稍轻。〕膈气虚，〔膈气虚：钱潢解为"膈间之宗气大虚"。宗气为水谷精微之气与吸入之大气相合而成，积于胸中。〕脉乃数也。数为客热，〔客热：客与主相反，一般指外来的邪热，这里是指虚热而言，不是真有实热，所以称客热。〕不能消谷，以胃中虚冷，故吐也。

123. 太阳病，过经十余日，心下温温欲吐，〔温温：同愠愠，不舒畅的意思。〕而胸中痛，大便反溏，腹微满，郁郁微烦。先此时自极吐下者，〔极吐下：指峻吐峻下。〕与调胃承气汤；若不尔者，不可与。但欲呕，胸中痛，微溏者，此非柴胡汤证，以呕故知极吐下也。

124. 太阳病六七日，表证仍在，脉微而沉，反不结胸，〔结胸：指实邪结于胸膈及心下，主症为胸脘部疼痛拒按。〕其人发狂者，以热在下焦，〔下焦：指肚脐以下的脏器。〕少腹当硬满，小便自利者，下血乃愈。所以然者，以太阳随经，瘀热在里故也，〔太阳随经，瘀热在里：指太阳经邪热随经脉入里，深入下焦，血热相结。〕抵当汤主之。

抵当汤方（48）

水蛭熬　虻虫去翅足，熬，各三十个　桃仁二十个，去皮尖

大黄三两，酒洗

上四味，以水五升，煮取三升，去滓，温服一升。不下更服。

125. 太阳病，身黄，脉沉结，少腹硬，小便不利者，为无血也。〔无血：指无蓄血证候。〕小便自利，其人如狂者，血证谛也，〔血证谛：方有执《伤寒论条辨》说："谛，审也。言如此则为血证，审实无复可疑也"。〕抵当汤主之。

126. 伤寒有热，少腹满，应小便不利，今反利者，为有血也，当下之，不可余药，宜抵当丸。

抵当丸方（49）

水蛭二十个，熬　虻虫二十个，去翅足，熬　桃仁二十五个，去皮尖　大黄三两

上四味，捣分四丸，以水一升，煮一丸，取七合服之，晬时当下血，〔**晬时**：即周时，也就是二十四小时。〕若不下者更服。

127. 太阳病，小便利者，以饮水多，必心下悸，小便少者，必苦里急也。〔**里急**：指腹部拘急难受。〕

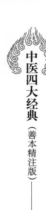

导读分析

一、篇名解释 ▶▶▶

太阳病是病邪侵袭人体，正邪交争于肌表，营卫功能失调而发生的疾病。本篇为中篇，主要讨论太阳伤寒证一类太阳病经证的证治，故以《辨太阳病脉证并治中篇》为篇名。

二、文章大意 ▶▶▶

本篇主要论述太阳病经证之太阳伤寒证，以无汗、脉紧为特点，方用麻黄汤发汗解表治疗。另外对太阳伤寒汗、吐、下后变证的证治，服麻黄汤后的证治与禁忌，太阳病传变、合病、并病及误治变证，也有诸多的论述。

三、结构分析 ▶▶▶

辨太阳病脉证并治中篇
- （一）太阳病本证（详见后）
- （二）太阳病变证（详见后）
- （三）太阳病传变证（详见后）
- （四）太阳病合病证（详见后）
- （五）太阳病并病证——太阳阳明并病（第48条）
- （六）太阳病误治证（第119、121条）

（一）太阳病本证
- 1. 中风表虚证
  - 桂枝汤证（第44、45、53、54、57、95条）
  - 桂枝汤证兼证
    - 桂枝加厚朴杏子汤证（第43条）
    - 桂枝新加汤证（第62条）
- 2. 伤寒表实证
  - 麻黄汤证（第35、37、46、47、51、52、55条）
  - 汗法禁例（第49、50、83、84、85、86、87、88、89条）
  - 麻黄汤证兼证
    - 葛根汤证（第31条）
    - 大青龙汤证（第38、39条）
    - 小青龙汤证（第40、41条）

（二）太阳病变证
- 1. 变证辨证要点
  - 辨寒热真假证（第120、122条）
  - 辨虚证实证（第60、70、75条）
  - 表里先后治则（第56、90条）
  - 标本缓急治则（第91、92条）
- 2. 热证
  - 栀子豉汤类证
    - 栀子豉汤证、栀子甘草豉汤证、栀子生姜豉汤证（第76、77、78条）
    - 栀子厚朴汤证（第79条）
    - 栀子干姜汤证（第80条）
    - 栀子汤禁例（第81条）
  - 麻黄杏仁甘草石膏汤证（第63条）
  - 葛根芩连汤证（第34条）
- 3. 虚证
  - 心阳虚证
    - 桂枝甘草汤证（第64条）
    - 茯苓桂枝甘草大枣汤证（第65条）
    - 桂枝去芍药加蜀漆牡蛎龙骨救逆汤证（第112条）
    - 桂枝加桂汤证（第117条）
    - 桂枝甘草龙骨牡蛎汤证（第118条）
  - 脾虚证
    - 茯苓桂枝白术甘草汤证（第67条）
    - 厚朴生姜半夏甘草人参汤证（第66条）
    - 小建中汤证（第102条）
  - 肾阳虚证
    - 干姜附子汤证（第61条）
    - 茯苓四逆汤证（第69条）
    - 真武汤证（第82条）
  - 阴阳两虚证——芍药甘草附子汤证（第68条）

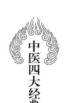

4. 太阳蓄水证（第 71、72、74、127 条）

　　附：茯苓甘草汤证（第 73 条）

（二）太阳病变证

5. 太阳蓄血证 {
桃核承气汤证（第 106 条）
抵当汤证（第 124、125 条）
抵当丸证（第 126 条）
}

6. 肝乘脾的纵证（第 108 条）

7. 肝乘肺的横证（第 109 条）

8. 火逆证（第 110、111、112、113、114、115、116 条）

9. 欲愈候（第 58、59、93、94 条）

（三）太阳病传变证 {

1. 传入少阳 {
小柴胡汤证（第 96、97、99、100 下、101 条）
小柴胡汤禁例（第 98 条）
小建中汤证（第 100 上条）
大柴胡汤证（第 103 条）
柴胡加芒硝汤证（第 104 条）
柴胡加龙骨牡蛎汤（第 107 条）
}

2. 传入阳明——调胃承气汤证（第 105、123 条）

}

（四）太阳病合病证——太阳阳明合病 {
麻黄汤证（第 36 条）
葛根汤证（第 32 条）
葛根加半夏汤证（第 33 条）
}

辨太阳病脉证并治下篇

（第 128～178 条）

128. 问曰：病有结胸，有藏结，〔**藏结**：为病邪凝结于内脏而引起的病证。〕其状何如？答曰：按之痛，寸脉浮，关脉沉，名曰结胸也。

129. 何谓藏结？答曰：如结胸状，饮食如故，时时下利，寸脉浮，关脉小细沉紧，名曰藏结。舌上白苔滑者，难治。

130. 藏结无阳证，不往来寒热，其人反静，舌上苔滑者，不可攻也。

131. 病发于阳，而反下之，热入，因作结胸；病发于阴，而反下之，因作痞也。〔**痞**：指心下闭塞不通。朱肱《伤寒百问经络图》说："但满而不痛者为痞，任人揉按，手不占护，按之且快意。"〕所以成结胸者，以下之太早故也。结胸者，项亦强，如柔痉状，〔**柔痉**：即柔痉。柯韵伯《伤寒来苏集》说："头不痛而项犹强，不恶寒而头汗出，故如柔痉状"。〕下之则和，宜大陷胸丸。

大陷胸丸方（50）

大黄半斤　葶苈子半升，熬　芒硝半斤　杏仁半升，去皮尖，熬黑

上四味，捣筛二味，内杏仁、芒硝，合研如脂，和散，取如弹丸一枚，别捣甘遂末一钱匕，白蜜二合，水二升，煮取一升，温顿服之，一宿乃下。如不下，更服，取下为效，禁如药法。

132. 结胸证，其脉浮大者，不可下，下之则死。

133. 结胸证悉具，烦躁者，亦死。

134. 太阳病，脉浮而动数，浮则为风，数则为热，动则为痛，**数则为虚**，〔**数则为虚**：虚字，这里指表虚汗出而言。桂林本无此四字。〕头痛发热，微盗汗出，而反恶寒者，表未解也。医反下之，动数变迟，膈内拒痛，胃中空虚，**客气动膈**，〔**客气**：指邪气。〕短气躁烦，心中懊憹，**阳气内陷**，〔**阳气**：这里指邪气。方中行《伤寒论条辨》说："客气，邪气也……阳气，客气之别名也。以本外邪，故曰客气，以邪本风，故曰阳气"。〕心下因硬，则为结胸，大陷胸汤主之。若不结胸，但头汗

出，余处无汗，剂颈而还，小便不利，身必发黄。

大陷胸汤方（51）

大黄三两，去皮　芒硝一升　甘遂一钱匕

上三味，以水六升，先煮大黄，取二升，去滓，内芒硝，煮一两沸，内甘遂末，温服一升，得快利，止后服。

135. 伤寒六七日，结胸热实，脉沉而紧，心下痛，按之石硬者，大陷胸汤主之。

136. 伤寒十余日，热结在里，复往来寒热者，与大柴胡汤。但结胸无大热者，此为水结在胸胁也，但头微汗出者，大陷胸汤主之。

137. 太阳病，重发汗，而复下之，不大便五六日，舌上燥而渴，日晡所小有潮热，从心下至少腹硬满而痛不可近者，大陷胸汤主之。

138. 小结胸病，正在心下，按之则痛，脉浮滑者，小陷胸汤主之。

小陷胸汤方（52）

黄连一两　半夏半升，洗　栝楼实大者一枚

上三味，以水六升，先煮栝楼，取三升，去滓，内诸药，煮取二升，去滓，分温三服。

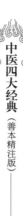

139. 太阳病二三日，不能卧，但欲起，心下必结。脉微弱者，此本有寒分也。〔寒分：汪琥说："寒分者，痰饮也。以痰饮本寒，故曰寒分。"〕反下之，若利止，必作结胸。未止者，四日复下之，此作协热利也。〔协热利：指里寒挟有表热的下利。〕

140. 太阳病，下之，其脉促，不结胸者，此为欲解也；脉浮者，必结胸；脉紧者，必咽痛；脉沉紧者，必欲呕；脉沉滑者，协热利；脉浮滑者，必下血。

141. 病在阳，应以汗解之，反以冷水潠之，〔水潠：潠，音xùn，含水喷在病人身上谓之水潠。〕若灌之，其热被劫不得去，弥更益烦，肉上粟起，意欲饮水，反不渴者，服文蛤散。若不差者，与五苓散。寒实结胸，无热证者，与三物小陷胸汤，白散亦可服。〔三物小陷胸汤，白散亦可服：可能是"三物白散，小陷胸汤不可服"之误，另据刘渡舟考证："小陷胸"三字为衍文。〕

文蛤散方（53）

文蛤五两

上一味为散，以沸汤和一方寸匕服。汤用五合。

白散方（54）

桔梗三分　巴豆一分，去皮心，熬黑，研如脂　贝母三分

上三味，为散，内巴豆，更于臼中杵之，以白饮和服。

强人半钱匕，羸者减之。病在膈上必吐，在膈下必利。不利，进热粥一杯。利过不止，进冷粥一杯。身热皮粟不解，欲引衣自覆，若以水渫之洗之，益令热却不得出，当汗而不汗则烦。假令汗出已，腹中痛，与芍药三两，如上法。

142. 太阳与少阳并病，头项强痛，或眩冒，时如结胸，心下痞硬者，当刺大椎第一间、肺俞、肝俞，〔**大椎第一间**：即大椎穴，在第七颈椎与第一胸椎之间，属督脉。〕慎不可发汗。发汗则谵语脉弦，五日谵语不止，当刺期门。

143. 妇人中风，发热恶寒，经水适来，得之七八日，热除而脉迟身凉，胸胁下满，如结胸状，谵语者，此为热入血室也。〔**血室**：有二解，一指子宫，二指肝。〕当刺期门，随其实而取之。

144. 妇人中风，七八日续得寒热，发作有时，经水适断者，此为热入血室，其血必结，故使如疟状，发作有时，小柴胡汤主之。

145. 妇人伤寒，发热，经水适来，昼日明了，暮则谵语，〔**昼日明了，暮则谵语**：白天神智清楚，到了晚上就神昏谵语。〕如见鬼状者，〔**如见鬼状**：是精神错乱的幻觉。〕此为热入血室，无犯胃气及上二焦，〔**上二焦**：指上中二焦。〕必自愈。

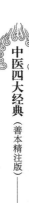

146. 伤寒六七日，发热微恶寒，支节烦痛，〔**支节：**即四肢关节。**烦痛：**即热痛。〕微呕，心下支结，〔**心下支结：**指心下胀闷。〕外证未去者，柴胡桂枝汤主之。

柴胡桂枝汤方（55）

桂枝一两半，去皮　黄芩一两半　人参一两半　甘草一两，炙　半夏二合半，洗　芍药一两半　大枣六枚，擘　生姜一两半，切　柴胡四两

上九味，以水七升，煮取三升，去滓，温服一升。本云人参汤，作如桂枝法，加半夏、柴胡、黄芩，复如柴胡法，今用人参，作半剂。〔**作半剂：**即作一半剂量。〕

147. 伤寒五六日，已发汗而复下之，胸胁满微结，小便不利，渴而不呕，但头汗出，往来寒热，心烦者，此为未解也，柴胡桂枝干姜汤主之。

柴胡桂枝干姜汤方（56）

柴胡半斤　桂枝三两，去皮　干姜二两　栝楼根四两　黄芩三两　牡蛎二两，熬　甘草二两，炙

上七味，以水一斗二升，煮取六升，去滓再煎取三升，温服一升，日三服，初服微烦，复服汗出便愈。

148. 伤寒五六日，头汗出，微恶寒，手足冷，心下满，口不欲食，大便硬，脉细者，此为阳微结。〔**阳微结：**对纯阴结而言，即轻微的里热引起的便秘。〕必有表，复有里也。脉沉，

亦在里也，汗出为阳微。假令纯阴结，〔阴结：阴结如经文中所说，一定没有表证，其症状是身体重，不能食，大便反硬，脉象多现沉迟。〕不得复有外证，悉入在里，此为半在里半在外也。脉虽沉紧，不得为少阴病，所以然者，阴不得有汗，今头汗出，故知非少阴也，可与小柴胡汤。设不了了者，〔不了了：即身体不舒服。〕得屎而解。

149. 伤寒五六日，呕而发热者，柴胡汤证具，而以他药下之，柴胡证仍在者，复与柴胡汤，此虽已下之，不为逆，必蒸蒸而振，〔蒸蒸而振：指蒸蒸发热且身体震颤。〕却发热汗出而解。若心下满而硬痛者，此为结胸也，大陷胸汤主之。但满而不痛者，此为痞，柴胡不中与之，宜半夏泻心汤。

半夏泻心汤方（57）

半夏半升，洗　黄芩　干姜　人参　甘草炙，各三两　黄连一两　大枣十二枚，擘

上七味，以水一斗，煮取六升，去滓，再煎取三升。温服一升，日三服。

150. 太阳少阳并病，而反下之，成结胸，心下硬，下利不止，水浆不下，其人心烦。

151. 脉浮而紧，而复下之，〔复下之：复作反字解。复下

之，即反而误用攻下。〕紧反入里，〔**紧反入里**：指脉由浮紧变为沉紧。〕则作痞，按之自濡，〔**濡**：通软，指不硬不痛而柔软。〕但气痞耳。

152. 太阳中风，下利呕逆，表解者，乃可攻之。其人漐漐汗出，发作有时，头痛，心下痞硬满，引胁下痛，干呕短气，汗出不恶寒者，此表解里未和也，十枣汤主之。

十枣汤方（58）

芫花熬　甘遂　大戟

上三味，等分，各别捣为散。以水一升半，先煮大枣肥者十枚，取八合，去滓，内药末，强人服一钱匕，羸人服半钱。温服之，平旦服，若下少病不除者，明日更服，加半钱，得快下利后，糜粥自养。

153. 太阳病，医发汗，遂发热恶寒，因复下之，心下痞，表里俱虚，阴阳气并竭，无阳则阴独，复加烧针，因胸烦，面色青黄，肤𥆧者，〔**肤𥆧**：即肌肤跳动。〕难治，今色微黄，手足温者，易愈。

154. 心下痞，按之濡，其脉关上浮者，大黄黄连泻心汤主之。

大黄黄连泻心汤方（59）

大黄二两　黄连一两

上二味，以麻沸汤二升洗之，〔**麻沸汤：**即开水，水沸时，水面气泡很多，浮动如麻，故名。〕须臾绞去滓，分温再服。

155. 心下痞，而复恶寒、汗出者，附子泻心汤主之。

附子泻心汤方（60）

大黄二两　黄连一两　黄芩一两　附子一两，炮，去皮，别煮取汁

上四味，切三味，以麻沸汤二升渍之，须臾绞去滓，内附子汁，分温再服。

156. 本以下之，故心下痞，与泻心汤，痞不解，其人渴而口燥烦，小便不利者，五苓散主之。

157. 伤寒汗出解之后，胃中不和，心下痞硬，干噫食臭，〔**干噫：**即嗳气。**食臭：**指因食物未消化而产生的腐臭气味。〕胁下有水气，腹中雷鸣下利者，生姜泻心汤主之。

生姜泻心汤方（61）

生姜四两，切　甘草三两，炙　人参三两　干姜一两　黄芩三两　半夏半升，洗　黄连一两　大枣十二枚，擘

上八味，以水一斗，煮取六升，去滓，再煮取三升。温服一升，日三服。

158. 伤寒中风，医反下之，其人下利日数十行，谷不

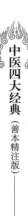
化，〔谷不化：指胃弱不能消化食物。〕腹中雷鸣，心下痞硬而满，干呕心烦不得安。医见心下痞，谓病不尽，复下之，其痞益甚。此非结热，但以胃中虚，客气上逆，故使硬也。甘草泻心汤主之。

甘草泻心汤方（62）

甘草四两，炙　黄连一两　黄芩三两　干姜三两　半夏半升，洗　大枣十二枚，擘

上六味，以水一斗，煮去六升，去滓，再煎取三升。温服一升，日三服。

159.伤寒服汤药，下利不止，心下痞硬，服泻心汤已，复以他药下之，利不止，医以理中与之，〔理中：即理中丸。〕利益甚。理中者，理中焦，〔理中焦：即调理脾胃。〕此利在下焦，赤石脂禹余粮汤主之。复不止者，当利其小便。

赤石脂禹余粮汤方（63）

赤石脂一斤，碎　太乙禹余粮一斤，碎

上二味，以水六升，煮取二升，去滓，分温三服。

160.伤寒吐下后，发汗，虚烦，脉甚微，八九日心下痞硬，胁下痛，气上冲咽喉，眩冒，经脉动惕者，〔**经脉动惕**：全身的经脉有跳动的感觉。〕久而成痿。〔**久而成痿**：痿的主要症状是两足痹软不能行动。张锡驹《伤寒论直解》说："痿，肢体委废，而不为我用也，久而成痿者，经血不外行于四末也。"〕

161. 伤寒发汗，若吐，若下解后，心下痞硬，噫气不除者，旋覆代赭汤主之。

旋覆代赭汤方（64）

旋覆花三两　人参二两　生姜五两　代赭一两　甘草三两，炙　半夏半升，洗　大枣十二枚，擘

上七味，以水一斗，煮取六升，去滓，再煎取三升。温服一升，日三服。

162. 下后，不可更行桂枝汤，若汗出而喘，无大热者，可与麻黄杏子甘草石膏汤。

163. 太阳病，外证未除，而数下之，遂协热而利，〔协热而利：协同挟，指素有里寒挟表证发热而下利，并非热邪陷入而下利。〕利下不止，心下痞硬，表里不解者，桂枝人参汤主之。

桂枝人参汤方（65）

桂枝四两，去皮　甘草四两，炙　白术三两　人参三两
干姜三两

上五味，以水九升，先煮四味，取五升，内桂，更煮取三升，去滓，温服一升，日再夜一服。

164. 伤寒大下后，复发汗，心下痞，恶寒者，表未解也。不可攻痞，当先解表，表解乃可攻痞。解表宜桂枝汤，

攻痞宜大黄黄连泻心汤。

165. 伤寒发热，汗出不解，心中痞硬，呕吐而下利者，〔下利：这里指实热性腹泻而言。〕大柴胡汤主之。

166. 病如桂枝证，〔病如桂枝证：成无己说："病如桂枝证，为发热、汗出、恶风也，言其邪在表也。"〕头不痛，项不强，寸脉微浮，胸中痞硬，气上冲喉咽，〔气上冲喉咽：喉咽，《玉函经》作咽喉。方有执说："气上冲喉咽者，痰涌上逆，或谓喉中声如曳锯是也。"〕不得息者，此为胸有寒也，〔胸有寒：有二解，一泛指病邪，如程郊倩说："邪气蕴蓄于膈间，此为胸有寒也"；二指痰，如方有执氏说："寒，以痰言"。〕当吐之，宜瓜蒂散。

瓜蒂散方（66）

瓜蒂一分，熬黄　赤小豆一分

上二味，分别捣筛，为散已，合治之，取一钱匕。以香豉一合，用热汤七合，煮作稀糜，去滓，取汁和散，温顿服之。不吐者，少少加，得快吐乃止。诸亡血虚家，不可与瓜蒂散。

167. 病胁下素有痞，连在脐傍，痛引少腹，入阴筋者，〔阴筋：指阴茎。〕此名藏结，死。

168. 伤寒若吐若下后，七八日不解，热结在里，表里俱热，〔**表里俱热**：钱潢《伤寒溯源集》卷四说："谓之表热者，乃热邪已结于里，非尚有表邪也，因里热太甚，其气腾达于外，故表间亦热，即阳明篇所谓蒸蒸发热，自内达外之热也。"〕时时恶风，〔**时时恶风**：汪琥《伤寒论辨证广注》卷六说："乃热极汗多，不能收摄，腠理疏，以故时时恶风也。"〕大渴，舌上干燥而烦，欲饮水数升者，白虎加人参汤主之。

白虎加人参汤方

知母六两　石膏一斤，碎　甘草二两，炙　人参二两　粳米六合

上五味，以水一斗，煮米熟，汤成去滓，温服一升，日三服。此方立夏后、立秋前，乃可服，立秋后不可服。正月、二月、三月尚凛冷，亦不可与服之，与之则呕利而腹痛。诸亡血虚家，亦不可与。得之则腹痛利者，但可温之，当愈。

169. 伤寒无大热，〔**无大热**：陆渊雷说："盖谓肌表之热不甚壮，非谓病之性质无大热也。"〕口燥渴，心烦，背微恶寒者，〔**背微恶寒**：徐灵胎《伤寒类方》说："谓虽恶寒而甚微，又周身不寒，寒独在背，知外邪已解。若大恶寒，则不得用此汤矣。"〕白虎加人参汤主之。

170. 伤寒脉浮，发热无汗，其表不解，不可与白虎汤。渴欲饮水，无表证者，白虎加人参汤主之。

171. 太阳少阳并病，心下硬，颈项强而眩者，当刺大椎、肺俞、肝俞，慎勿下之。

172. 太阳与少阳合病，自下利者，与黄芩汤。若呕者，黄芩加半夏生姜汤主之。

黄芩汤方（67）

黄芩三两　芍药二两　甘草二两，炙　大枣十二枚，擘

上四味，以水一斗，煮取三升，去滓，温服一升，日再夜一服。

黄芩加半夏生姜汤方（68）

黄芩三两　芍药二两　甘草二两，炙　大枣十二枚，擘

半夏半升，洗　生姜一两半，切

上六味，以水一斗，煮取三升，去滓，温服一升，日再夜一服。

173. 伤寒胸中有热，〔胸中有热：指热邪偏于上，包括胃脘上至胸膈有热邪。〕胃中有邪气，〔胃中有邪气：即腹中有寒邪。〕腹中痛，欲呕吐者，黄连汤主之。

黄连汤方（69）

黄连三两　甘草三两，炙　干姜三两　桂枝三两，去皮

人参二两　半夏半升，洗　大枣二十枚，擘

上七味，以水一斗，煮取六升，去滓，温服，昼三、夜二。

174. 伤寒八九日，风湿相搏，〔**风湿相搏**：风与湿皆为致病因素，风湿入侵人体筋骨之间，与正气相搏，就会引起一系列症状。〕身体疼烦，不能自转侧，不呕不渴，脉浮虚而涩者，桂枝附子汤主之。若其人大便硬，小便自利者，去桂加白术汤主之。

桂枝附子汤方（70）

桂枝四两，去皮　附子三枚，炮，去皮，破八片　生姜三两，切　大枣十二枚，擘　甘草二两，炙

上五味，以水六升，煮取二升，去滓，分温三服。

去桂加白术汤方（71）

附子三枚，炮，去皮，破　白术四两　生姜三两，切　甘草二两，炙　大枣十二枚，擘

上五味，以水六升，煮取二升，去滓，分温三服。初一服，其人身如痹，半日许复服之，三服都尽，其人如冒状，勿怪，此以附子、白术，并走皮内，逐水气未得除，故使之耳。法当加桂四两，此本一方二法，以大便硬，小便自利，去桂也；以大便不硬，小便不利，当加桂。附子三枚恐多也，虚弱家及产妇，宜减服之。

175. 风湿相搏，骨节疼烦，掣痛不得屈伸，近之则痛剧，汗出短气，小便不利，恶风不欲去衣，或身微肿者，甘草附子汤主之。

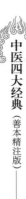

甘草附子汤方（72）

甘草二两，炙　附子二枚，炮，去皮，破　白术二两　桂枝四两，去皮

上四味，以水六升，煮取三升，去滓，温服一升，日三服。初服得微汗则解。能食汗止复烦者，将服五合，恐一升多者，宜服六七合为始。

176.伤寒脉浮滑，此以表有热，里有寒，〔**表有热，里有寒**：《活人书》作"表里有热"；长沙本作"表有热，里无寒"；桂林本作"里有热，表无寒"。似以后者较优，因为表无寒，脉搏虽浮，但表邪已解。〕白虎汤主之。

白虎汤方（73）

知母六两　石膏一斤，碎　甘草二两，炙　粳米六合

上四味，以水一斗，煮米熟，汤成去滓，温服一升，日三服。

177.伤寒脉结代，心动悸，〔**心动悸**：自觉心跳很厉害。〕炙甘草汤主之。

炙甘草汤方（74）

甘草四两，炙　生姜三两，切　人参二两　生地黄一斤桂枝三两，去皮　阿胶二两　麦门冬半升，去心　麻仁半斤大枣三十枚，擘

上九味，以清酒七升，水八升，先煮八味，取三升，去

滓，内胶烊消尽，温服一升，日三服。一名复脉汤。

178. 脉按之来缓，时一止复来者，名曰结。又脉来动而中止，更来小数，中有还者，反动，名曰结，阴也。脉来动而中止，不能自还，因而复动者，名曰代，阴也。得此脉者，必难治。

导读分析

一、篇名解释 ▶▶▶

太阳病是病邪侵袭人体，正邪交争于肌表，营卫功能失调而发生的疾病。本篇为下篇，主要讨论太阳病腑证及变证的证治，故以《辨太阳病脉证并治下篇》为篇名。

二、文章大意 ▶▶▶

本篇主要论述太阳病腑证、变证的证治，详细阐述了结胸、痞证的证治和禁忌等。对于太阳病兼证、合病证、并病证及误治也有较多的论述。

三、结构分析 ▶▶▶

辨太阳病脉
证并治下篇
{
（一）太阳病腑证（详见后）
（二）太阳病变证（详见后）
（三）太阳病兼证（详见后）
（四）太阳病合病证——太阳少阳合病（第150、158、172条）
（五）太阳病并病证
{
1. 太阳阳明并病（第48条）
2. 太阳少阳并病（第142、158、171条）
}
（六）太阳病误治（第119、121、139、140、141条）
}

（一）太阳病腑证
{
1. 结胸证
{
结胸辨证（第128、131上条）
热实结胸证
{
大陷胸汤证（第134、135、136、137条）
大陷胸丸证（第131下条）
小陷胸汤证（第138条）
}
寒实结胸证（第141下条）
结胸证禁忌（第132条）
结胸证预后（第133条）
}
2. 脏结证
{
脏结辨证（第129条）
脏结禁忌（第130条）
脏结死证（第167条）
}
}

（二）太阳病变证
{
1. 热证
{
热邪入肺证——麻黄杏仁甘草石膏汤证（第162条）
热入血室证（第143、144、145条）
}
2. 虚证——炙甘草汤证（第177、178条）
3. 上热下寒证——黄连汤证（第173条）
4. 风湿相搏证
{
桂枝附子汤证、去桂加白术汤证（第174条）
甘草附子汤（第175条）
}
}

痞证的成因及证候特点（第151条）

热痞证 ┌ 大黄黄连泻心汤证（第154、164条）
      └ 附子泻心汤证（第155条）

水痞证（第152、156条）

痰气痞证——旋覆代赭汤（第161条）

5. 痞证 ┤ 寒热错杂痞证 ┌ 半夏泻心汤证（第149条）
                    │ 生姜泻心汤证（第157条）
                    │ 甘草泻心汤证（第158条）
                    └ 桂枝人参汤证（第163条）

（二）太阳病变证 ┤ 痞证误吐下汗致虚成痿（第160条）

痞证误下后下利的辨治（第159条）

痞证兼协热利的辨治（第165条）

痞证的预后（第153条）

6. 水饮停胸证——瓜蒂散证（第166条）

1. 兼少阳证 ┌ 柴胡桂枝汤证（第146条）
          └ 阳微结证（第148条）

2. 兼阳明证 ┌ 白虎汤证（第176条）
          │ 白虎加人参汤证（第168、169、
          │   170下条）
          └ 白虎汤禁例（第170上条）

（三）太阳病兼证 ┤

3. 兼水饮内停证——柴胡桂枝干姜汤证
   （第147条）

4. 兼柴胡、陷胸泻心汤证（第149条）

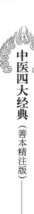
辨阳明病脉证并治

（第 179～262 条）

179. 问曰：病有太阳阳明，有正阳阳明，有少阳阳明，何谓也？答曰：太阳阳明者，脾约是也；〔脾约：系胃热津伤，脾不能为胃行其津液，致肠燥便结者。〕正阳阳明者，胃家实是也；〔胃家实：胃家，不是专门指胃，而是包括肠在内；实，指邪实，乃腹满便结之证。然古人又以大热属胃，所以称胃家实，也包括热邪传里。〕少阳阳明者，发汗利小便已，胃中燥烦实，〔燥烦实：系邪入胃肠，化燥成实，因而生烦者。〕大便难是也。

180. 阳明之为病，胃家实是也。

181. 问曰：何缘得阳明病？答曰：太阳病，若发汗，若下，若利小便，此亡津液，胃中干燥，因转属阳明。不更衣，内实，大便难者，此名阳明也。

182. 问曰：阳明病外证云何？答曰：身热，汗自出，不恶寒，反恶热也。

183. 问曰：病有得之一日，不发热而恶寒者，〔**不发热**："发"字《玉函经》作"恶"，甚是。因为"无热恶寒发于阴"，不能成阳明病。〕何也？答曰：虽得之一日，恶寒将自罢，即汗出而恶热也。

184. 问曰：恶寒何故自罢？答曰：阳明居中，主土也，万物所归，无所复传，始虽恶寒，二日自止，此为阳明病也。

185. 本太阳病，初得病时，发其汗，汗先出不彻，〔**彻**：有二解，一作"透"字解；二作"退"字解，两解均可通。〕因转属阳明也。伤寒发热，无汗，呕不能食，而反汗出濈濈然者，〔**濈濈然**：形容汗出不断的样子。〕是转属阳明也。

186. 伤寒三日，〔**三日**：为约略之词。〕阳明脉大。〔**脉大**：就是大脉，也称洪脉。〕

187. 伤寒脉浮而缓，手足自温者，是为系在太阴。太阴者，身当发黄。若小便自利者，不能发黄，至七八日大便硬者，为阳明病也。

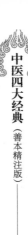

188. 伤寒转系阳明者，其人濈然微汗出也。

189. 阳明中风，口苦咽干，腹满微喘，发热恶寒，脉浮而紧，若下之则腹满，小便难也。

190. 阳明病，若能食，名中风；不能食，名中寒。

191. 阳明病，若中寒者，不能食，小便不利，手足濈然汗出，此欲作固瘕，〔**固瘕**：胃肠病之一，俗称溏泻病。主要症状为大便先硬后溏，这是因为寒气积聚所致。〕必大便初硬后溏，所以然者，以胃中冷，水谷不别故也。〔**水谷不别**：指大便中食物不化，与积水相混而下。〕

192. 阳明病，初欲食，小便反不利，大便自调，其人骨节疼，翕翕如有热状，奄然发狂，〔**奄然**：忽然的意思。〕濈然汗出而解者，此水胜谷气，与汗共并，脉紧则愈。

193. 阳明病，欲解时，从申至戌上。〔**句释**：阳明病将愈的时间，常常在下午三点至晚上九点之间。〕

194. 阳明病，不能食，攻其热必哕。〔**哕**：即呃逆。〕所以然者，胃中虚冷故也，以其人本虚，攻其热必哕。

195. 阳明病，脉迟，食难用饱，饱则微烦头眩，必小便难，此欲作谷瘅。〔谷瘅：瘅，即疸。谷瘅，指因水谷之湿郁滞而成的黄疸。〕虽下之腹满如故。所以然者，脉迟故也。

196. 阳明病，法多汗，反无汗，其身如虫行皮中状者，此以久虚故也。

197. 阳明者，反无汗，而小便利，二三日呕而咳，手足厥者，必苦头痛；若不咳不呕，手足不厥者，头不痛。

198. 阳明病，但头眩，不恶寒，故能食而咳，其人咽必痛；若不咳者，咽不痛。

199. 阳明病，无汗，小便不利，心中懊憹者，身必发黄。

200. 阳明病，被火，〔被火：指用火攻疗法。〕额上微汗出，而小便不利者，必发黄。

201. 阳明病，脉浮而紧者，必潮热发作有时；但浮者，必盗汗出。

202. 阳明病，口燥，但欲漱水不欲咽者，此必衄。

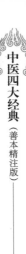
203. 阳明病，本自汗出，医更重发汗，病已差，〔差：病邪已除，这里指身热汗出等症状已愈。〕尚微烦不了了者，此必大便硬故也。以亡津液，胃中干燥，故令大便硬。当问其小便日几行，若本小便日三四行，今日再行，故知大便不久出，今为小便数少，以津液当还入胃中，故知不久必大便也。

204. 伤寒呕多，虽有阳明证，不可攻之。〔**不可攻之**：呕多是兼少阳之邪，所以不可攻，妄攻必热邪下注而下利。〕

205. 阳明病，心下硬满者，不可攻之。攻之利遂不止者死，利止者愈。

206. 阳明病，面合色赤，〔**合**：可能为"含"字之误。〕不可攻之，必发热，色黄者，小便不利也。

207. 阳明病，不吐，不下，心烦者，〔**心烦**：这里指胃有邪热的实烦。〕可与调胃承气汤。

208. 阳明病，脉迟，〔**脉迟**：此处指迟而有力的脉，由热实于里，阻滞脉道所致。〕虽汗出不恶寒者，其身必重，短气，腹满而喘，有潮热者，此外欲解，可攻里也。手足濈然汗出者，此大便已硬也，大承气汤主之。若汗多，微发热恶寒者，外未解也，（原注：一法与桂枝汤）。其热不潮，未可与承气汤；若腹大满不通者，可与小承气汤，微和胃气，勿令至大泄下。

大承气汤方（75）

大黄四两，酒洗　厚朴半斤，炙，去皮　枳实五枚，炙　芒硝三合

上四味，以水一斗，先煮二物，取五升，去滓，内大黄，更煮取二升，去滓，内芒硝，更上微火一二沸，分温再服，得下，余勿服。

小承气汤方（76）

大黄四两，酒洗　厚朴二两，炙，去皮　枳实三枚大者，炙

上三味，以水四升，煮取一升二合，去滓，分温二服。初服汤当更衣，〔**更衣**：即大便。〕不尔者尽饮之，若更衣者，勿服之。

209. 阳明病，潮热，大便微硬者，可与大承气汤。不硬者，不可与之。若不大便六七日，恐有燥屎，〔**燥屎**：因高热持久，水分被夺，而形成的干粪。〕欲知之法，少与小承气汤。汤入腹中，转矢气者，〔**转矢气**：即肛门排气，俗称放屁。〕此有燥屎也，乃可攻之。若不转矢气者，此但初头硬，后必溏，不可攻之，攻之必胀满不能食也，欲饮水者，与水则哕。其后发热者，必大便复硬而少也，以小承气汤和之。不转矢气者，慎不可攻也。

210. 夫实则谵语，〔**夫**：本条开首揭一"夫"字，而不用"阳明"、"太阳"等冒词，乃指各证皆然，其下乃分列各项兼见证候，以示专属之意。**谵语**：指病人胡言乱语，没头没尾，声长有力，是邪气实的表现。〕虚则郑声。〔**郑声**：指病人语声沉重，轻微无力，是正气虚的表现。〕郑声者，重语也。〔**重语**：指病人烦絮，说了又说。〕直视谵语，〔**直视**：即瞪目而视，眼珠不转动。〕喘满者死，下利者亦死。

211. 发汗多，若重发汗者，亡其阳，谵语，脉短者死，〔**脉短**：即短脉，指脉搏只见于关部，而不及尺寸部，主气虚血涩。〕脉自和者不死。〔**脉自和**：汪琥《伤寒论辨证广注》说："应作脉与病不相背解，因为谵语者脉当弦实，或洪滑，是邪热虽盛而正气不衰。"〕

212. 伤寒若吐若下后不解，不大便五六日，上至十余日，日晡所发潮热，不恶寒，独语如见鬼状。若剧者，发则不识人，循衣摸床，惕而不安，微喘直视，脉弦者生，涩者死。微者，但发热谵语者，大承气汤主之。若一服利，则止后服。

213. 阳明病，其人多汗，以津液外出，胃中燥，大便必硬，硬则谵语，小承气汤主之。若一服谵语止者，更莫复服。

214. 阳明病，谵语，发潮热，脉滑而疾者，小承气汤主之。因与承气汤一升，腹中转气者，更服一升，若不转气者，勿更与之。明日又不大便，脉反微涩者，里虚也，为难治，不可更与承气汤也。

215. 阳明病，谵语，有潮热，反不能食者，胃中必有燥屎五六枚也，若能食者，但硬耳，宜大承气汤下之。〔<u>宜大承气汤</u>：此为倒装文法，当在"五六枚也"下。〕

216. 阳明病，<u>下血</u>谵语者，〔<u>下血</u>：指便血或阴道出血等症。〕此为热入血室，但<u>头汗出</u>者，〔<u>头汗出</u>：是里热上蒸所致，也说明身上无汗。〕刺期门，随其实而泻之，濈然汗出则愈。

217. 汗出谵语者，以有燥屎在胃中，此为风也。须下者，过经乃可下之。下之若早，语言必乱，以表虚里实故也。下之愈，宜大承气汤。

218. 伤寒四五日，脉沉而喘满，沉为在里，而反发其汗，津液越出，大便为难，表虚里实，久则谵语。

219. <u>三阳合病</u>，〔<u>三阳合病</u>：指太阳、阳明、少阳同时发病。〕腹满身重，难以转侧，口<u>不仁</u>，〔<u>不仁</u>：指对寒热痛痒没有感觉。〕<u>面垢</u>，〔<u>面垢</u>：即面色垢晦油腻。〕谵语遗尿。发汗则

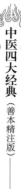
谵语，下之则额上生汗，手足逆冷。若自汗出者，白虎汤主之。

220. 二阳并病，〔二阳并病：太阳未愈又发生阳明病。〕太阳证罢，但发潮热，手足漐漐汗出，大便难而谵语者，下之则愈，宜大承气汤。

221. 阳明病，脉浮而紧，〔浮、紧：浮是热外达，紧是里邪实。〕咽燥口苦，腹满而喘，发热汗出，不恶寒反恶热，身重。若发汗则躁，心愦愦，〔心愦愦：烦乱糊涂的意思。〕反谵语；若加温针，〔温针：即烧针。〕必怵惕烦躁不得眠；〔怵惕：恐惧不安的意思。〕若下之，则胃中空虚，客气动膈，心中懊憹，舌上胎者，〔舌上胎：舌胎即舌苔，舌上胎一般认为是舌苔微黄。〕栀子豉汤主之。

222. 若渴欲饮水，口干舌燥者，白虎加人参汤主之。

223. 若脉浮发热，渴欲饮水，小便不利者，猪苓汤主之。

猪苓汤方（77）

猪苓去皮　茯苓　泽泻　阿胶　滑石碎，各一两

上五味，以水四升，先煮四味，取二升，去滓，内阿胶烊消，温服七合，日三服。

224. 阳明病，汗出多而渴者，不可与猪苓汤，以汗多胃中燥，猪苓汤复利其小便故也。

225. 脉浮而迟，表热里寒，下利清谷者，〔**下利清谷**：腹泻而大便中有不消化的食物。〕四逆汤主之。

226. 若胃中虚冷，〔**若**："若"字上《脉经》有"阳明病"三字。〕不能食者，〔**不能**："不能"上《玉函经》有"其人"二字。〕饮水则哕。

227. 脉浮发热，口干鼻燥，能食者，则衄。

228. 阳明病，下之，其外有热，手足温，不结胸，心中懊恼，饥不能食，〔**饥不能食**：是心中懊恼更重的情况，似饥非饥，嘈杂不能食。〕但头汗出者，栀子豉汤主之。

229. 阳明病，发潮热，大便溏，小便自可，胸胁满不去者，与小柴胡汤。

230. 阳明病，胁下硬满，不大便而呕，舌上白胎者，可与小柴胡汤。上焦得通，津液得下，胃气因和，身濈然汗出而解。

231. 阳明中风，脉弦浮大而短气，腹都满，〔**腹都满**：即腹部满。〕胁下及心痛，久按之气不通，〔**久按之气不通**：钱潢《伤寒溯源集》说："言不按已自短气，久按则愈不通"。〕鼻干不得汗，嗜卧，一身及目悉黄，〔**目悉黄**：《玉函经》中"目"字上有"面"字。〕小便难，有潮热，时时哕，耳前后肿，刺之小差，〔**刺之**：柯韵伯《伤寒来苏集》说："是刺足阳明，随其实而泻之"。〕外不解，病过十日，脉续浮者，〔**脉续浮**："续"字，《医宗金鉴》认为当是"弦"字，始与文义相属；柯韵伯径改为脉弦浮。〕与小柴胡汤。

232. 脉但浮，无余证者，〔**无余证**：指阳明、少阳证得以解除。〕与麻黄汤。若不尿，腹满加哕者，不治。

233. 阳明病，自汗出，若发汗，小便自利者，此为津液内竭，虽硬不可攻之，当须自欲大便，宜蜜煎导而通之。若土瓜根及大猪胆汁，皆可为导。

蜜煎导方（78）

食蜜七合

上一味，于铜器内，微火煎，当须凝如饴状，搅之勿令焦着，〔**焦着**：焦而附着，即焦干之意。〕欲可丸，并手捻作挺，令头锐，大如指，长二寸许，当热时急作，冷则硬，以内谷道中，〔**内谷道中**：纳入肛门中。〕以手急抱，欲大便时乃去之。（疑非仲景意，已试甚良。）

又大猪胆一枚，泻汁，和少许法醋，以灌谷道内，如一食顷，〔**一食顷**：约吃一顿饭的工夫。〕当大便出宿食恶物，甚效。(79)

234.阳明病，脉迟，汗出多，微恶寒者，表未解也，可发汗，宜桂枝汤。

235.阳明病，脉浮，无汗而喘者，发汗则愈，宜麻黄汤。

236.阳明病，发热汗出者，此为**热越**，〔**热越**：一身汗出谓之热越。尤在泾《伤寒贯珠集》说："热随汗而外越也"。〕不能发黄也。但头汗出，身无汗，剂颈而还，小便不利，渴引水浆者，此为瘀热在里，身必发黄，茵陈蒿汤主之。

茵陈蒿汤方（80）

茵陈六两　栀子十四枚，擘　大黄二两，去皮

上三味，以水一斗二升，先煮茵陈，减六升，内二味，煮取三升，去滓，分三服，小便当利，尿如皂荚汁状，色正赤，一宿腹减，黄从小便去也。

237.阳明证，其人喜忘者，〔**喜忘**：即健忘。〕必有畜血，〔**畜血**：畜，同蓄。畜血，即瘀血停聚。〕所以然者，本有久瘀血，故令喜忘，屎虽硬，大便反易，其色必黑者，宜抵当汤

下之。

238. 阳明病，下之，心中懊憹而烦，胃中燥屎者，可攻。腹微满，初头硬，后必溏，不可攻之。若有燥屎者，宜大承气汤。

239. 病人不大便五六日，绕脐痛，〔绕脐痛：为燥屎阻滞肠中而作痛。〕烦躁，发作有时者，此有燥屎，故使不大便也。

240. 病人烦热，〔烦热：即大热而必烦的意思。〕汗出则解，又如疟状，日晡所发热者，属阳明也。脉实者，宜下之；脉浮虚者，宜发汗。下之与大承气汤，发汗宜桂枝汤。〔句释：脉实大有力，是邪在阳明之里实，可用攻下之法，用大承气汤；脉浮缓，是风邪尚在太阳之表未解，宜从汗解，用桂枝汤。〕

241. 大下后，六七日不大便，烦不解，腹满痛者，此有燥屎也。所以然者，本有宿食故也，宜大承气汤。

242. 病人小便不利，大便乍难乍易，时有微热，喘冒（原注：一作息），不能卧者，有燥屎也，宜大承气汤。

243. 食谷欲呕，属阳明也，吴茱萸汤主之。得汤反剧者，属上焦也。

吴茱萸汤方（81）

吴茱萸一升，洗　人参三两　生姜六两，切　大枣十二枚，擘

上四味，以水七升，煮取二升，去滓，温服七合，日三服。

244. 太阳病，**寸缓关浮尺弱**，〔寸缓关浮尺弱：吴仪洛《伤寒分经》说："寸缓，风伤卫也；关浮，邪犹在经；尺弱，其人阴精素亏也。"即脉象浮缓而弱的意思。〕其人发热汗出，复恶寒，不呕，但心下痞者，此以医下之也。如其不下者，病人不恶寒而渴者，〔如其不下者，病人不恶寒而渴者：此十三字《玉函经》作"若不下，其人复不恶寒而渴者"十二字。〕此转属阳明也。小便数者，大便必硬，不更衣十日，无所苦也。渴欲饮水，少少与之，但以法救之，〔但以法救之：应根据情况给予适当的治疗。〕渴者，宜五苓散。

245. 脉阳微而汗出少者，〔脉阳微：《医宗金鉴》说："谓脉浮无力而微也。"〕为自和也，汗出多者为太过。阳脉实，〔阳脉实：《医宗金鉴》说："谓脉浮有力而盛也。"〕因发其汗，出多者，亦为太过，太过者为阳绝于里，〔绝：钱潢《伤寒溯源集》说："绝者，非断绝败绝之绝，言阳邪独治，阴气虚竭，阴阳不相为用，故阴阳阻绝而不相流通也。"〕亡津液，大便因硬也。

246. 脉浮而芤，〔脉浮而芤：芤，即芤脉。芤为草名，其叶似葱中空，故用以形容浮大中空之脉，为亡血、阴虚、阳气浮散之象。〕浮为阳，芤为阴，浮芤相搏，胃气生热，其阳则绝。

247. 趺阳脉浮而涩，〔趺阳脉：为足背动脉，在冲阳穴处，属足阳明胃经。〕浮则胃气强，涩则小便数，浮涩相搏，大便则硬，其脾为约，〔其脾为约：与脾约意义相同。〕麻子仁丸主之。

麻子仁丸方（82）

麻子仁二升　芍药半斤　枳实半斤，炙　大黄一斤，去皮　厚朴一尺，炙，去皮　杏仁一升，去皮尖，熬，别作脂

上六味蜜和丸，如梧桐子大，饮服十丸，〔饮服：即水送服。〕日三服，渐加，以知为度。〔以知为度：这里指以解出大便为限度。〕

248. 太阳病三日，发汗不解，蒸蒸发热者，〔蒸蒸发热：形容发热从内达外，如蒸笼中热气蒸腾之状。〕属胃也。调胃承气汤主之。

249. 伤寒吐后，腹胀满者，与调胃承气汤。

250. 太阳病，若吐、若下、若发汗后，微烦，小便数，大便因硬者，与小承气汤，和之愈。

251. 得病二三日，〔**得病二三日**：程郊倩说："指不便而言"。〕脉弱，无太阳、柴胡证，烦躁，心下硬。至四五日，虽能食，以小承气汤，少少与微和之，〔**少少与微和之**：少少的给一些，以调和胃气。〕令小安。至六日，与承气汤一升。若不大便六七日，小便少者，虽不受食（一云不大便），但初头硬，后必溏，未定成硬，攻之必溏。须小便利，屎定硬，乃可攻之，宜大承气汤。

252. 伤寒六七日，目中不了了，〔**目中不了了**：指视物不清。〕睛不和，〔**睛不和**：指眼球转动不灵活。〕无表里证，〔**无表里证**：有二解，一为陆渊雷《伤寒论今释》说："盖谓无少阳半表半里之证，不禁攻者"；二为尤在泾《伤寒贯珠集》说："无头痛恶寒而又无腹满谵语等证也。"二说均可通，似以后说较优，即表里主证都不完全具备。〕大便难，身微热者，此为实也，急下之，宜大承气汤。

253. 阳明病，发热汗多者，急下之，宜大承气汤。

254. 发汗不解，腹满痛者，急下之，宜大承气汤。

255. 腹满不减，减不足言，〔**腹满不减，减不足言**：腹部胀满不减退，即使稍稍减退也很不明显。〕当下之，宜大承气汤。

256. 阳明少阳合病，必下利。其脉不负者，为顺也；负者，失也。互相克贼，名为负也。〔**句释**：柯韵伯《伤寒来苏集》说："两阳合病，必见两阳之脉，阳明脉大，少阳脉弦，此为顺候。若大而不弦，负在少阳，弦而不大，负在阳明，是互相克贼，此不顺之候也。"〕脉滑而数者，有宿食也，当下之，宜大承气汤。

257. 病人无表里证，发热七八日，虽脉浮数者，可下之。假令已下，脉数不解，合热则消谷喜饥，至六七日，不大便者，有瘀血，宜抵当汤。

258. 若脉数不解而下不止，必协热便脓血也。

259. 伤寒发汗已，身目为黄，所以然者，以寒湿在里不解故也，以为不可下也，于寒湿中求之。

260. 伤寒七八日，身黄如橘子色，小便不利，腹微满者，茵陈蒿汤主之。

261. 伤寒身黄发热，栀子柏皮汤主之。

栀子柏皮汤方（83）

栀子十五个，擘　甘草一两，炙　黄柏二两

上三味，以水四升，煮取一升半，去滓，分温再服。

262. 伤寒瘀热在里，身必黄，麻黄连轺赤小豆汤主之。

麻黄连轺赤小豆汤方（84）

麻黄二两，去节　连轺（原注：连翘根）二两　杏仁四十个，去皮尖　赤小豆一升　大枣十二枚，擘　生梓白皮切，一升　生姜二两，切　甘草二两，炙

上八味，以潦水一斗，〔潦水：即地面流动的雨水。〕先煮麻黄再沸，去上沫，内诸药，煮取三升，去滓，分温三服，半日服尽。

导读分析

一、篇名解释 ▶▶▶

　　阳明病是外感病过程中邪入阳明，正邪相争剧烈，邪热盛极的阶段，其性质多属里、热、实证。本篇主要讨论阳明病的临床表现、证治类型及其治疗方法，故以《辨阳明病脉证并治》为篇名。

二、文章大意 ▶▶▶

　　本篇主要论述阳明热证和阳明实证的证治。阳明热证包括热郁于上的栀子豉汤证、热盛于中的白虎汤证、白虎加人参汤证、热与水互结的猪苓汤证。阳明实证根据病变程度有大承气汤证、小承气汤证、调胃承气汤证。另外，阳明邪热与脾胃寒湿相合，形成湿热发黄证。本篇还讨论了阳明虚寒证以及诸证成因、脉证、变证、转归、预后等问题。

三、结构分析 ▶▶▶

辨阳明病脉证并治 {

（一）阳明病辨证纲要 {
1. 阳明病提纲（第 180 条）
2. 阳明病病因病机（第 179、181、188 条）
3. 阳明病脉证（第 182、183、184、186、240 条）
}

（二）阳明病本证 {

1. 阳明病热证 {
栀子豉汤证（第 221、228 条）
白虎汤证（第 219 条）
白虎加人参汤证（第 222 条）
猪苓汤证（第 223、224 条）
}

2. 阳明病实证 {
承气汤证 {
调胃承气汤证（第 207、248、249 条）
小承气汤证（第 213、214、250 条）
大承气汤证（第 212、215、217、220、238、239、241、252、253、254、255、256 条）
}
麻子仁丸证（第 245、246、247 条）
导下法（第 233 条）
下法辨证（第 203、208、209、218、251 条）
下法禁例（第 189、194、204、205、206 条）
}

3. 阳明病寒证（第 190、191、197、226、243 条）
4. 阳明病虚证（第 196 条）
}

（三）阳明病变证（详见后）
（四）阳明病兼证（详见后）
（五）阳明病预后（详见后）
（六）阳明病欲解时（详见后）

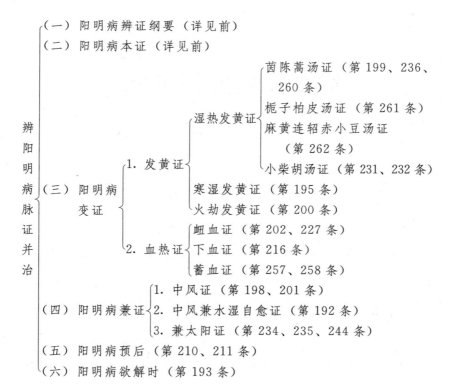

（一）阳明病辨证纲要（详见前）

（二）阳明病本证（详见前）

辨阳明病脉证并治

（三）阳明病变证

1. 发黄证

湿热发黄证

茵陈蒿汤证（第199、236、260条）

栀子柏皮汤证（第261条）

麻黄连轺赤小豆汤证（第262条）

小柴胡汤证（第231、232条）

寒湿发黄证（第195条）

火劫发黄证（第200条）

2. 血热证

衄血证（第202、227条）

下血证（第216条）

蓄血证（第257、258条）

（四）阳明病兼证

1. 中风证（第198、201条）

2. 中风兼水湿自愈证（第192条）

3. 兼太阳证（第234、235、244条）

（五）阳明病预后（第210、211条）

（六）阳明病欲解时（第193条）

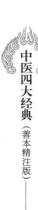

辨少阳病脉证并治

（第 263～272 条）

263. 少阳之为病，口苦，咽干，目眩也。〔**口苦，咽干，目眩**：《医宗金鉴》说："口苦者，热蒸胆气上溢也；咽干者，热耗其津液也；目眩者，热熏眼发黑也。"〕

264. 少阳中风，〔**少阳中风**：指少阳证兼见出汗一证。〕两耳无所闻，目赤，胸中满而烦者，〔**胸中满而烦**：即胸胁苦满而心烦。〕不可吐下，吐下则悸而惊。

265. 伤寒，脉弦细，头痛发热者，属少阳。少阳不可发汗，发汗则谵语。此属胃，〔**胃**：指阳明病胃家实的胃。〕胃和则愈，胃不和，烦而悸（原注：一云躁）。

266. 本太阳病不解，转入少阳者，胁下硬满，干呕不能食，往来寒热，尚未吐下，脉沉紧者，〔**脉沉紧**：《医宗金鉴》说："脉沉紧当是脉沉弦，若是沉紧，是寒实在胸，当吐之证也。惟脉沉弦，始与上文之义相属。"〕与小柴胡汤。

267. 若已吐、下、发汗、温针，谵语，柴胡证罢，此为坏病，<u>知犯何逆，以法治之</u>。〔**知犯何逆，以法治之：**分析坏病的性质，决定适合的治法。〕

268. 三阳合病，脉浮大，<u>上关上</u>，〔**上关上：**关上指关脉而言。吴仪洛《伤寒分经》："上关上，热势弥漫之象也。"〕但欲<u>眠睡</u>，〔**但欲眠睡：**《医宗金鉴》说："但欲眠睡，非少阴也，乃阳盛神昏之睡也。"〕目合则汗。

269. 伤寒六七日，无大热，其人躁烦者，此为<u>阳去入阴</u>故也。〔**阳去入阴：**这里阳指表，阴指里。〕

270. 伤寒三日，<u>三阳为尽</u>，〔**三阳为尽：**《素问·热论》谓"一日太阳受病，二日阳明受病，三日少阳受病"。所以说"伤寒三日，三阳为尽"是约略之辞。〕三阴当受邪，其人反能食而不呕，此为三阴不受邪也。

271. 伤寒三日，少阳<u>脉小</u>者，〔**脉小：**即小脉，亦名细脉。〕欲已也。

272. <u>少阳病欲解时，从寅至辰上</u>。〔**句释：**少阳病将愈的时间，是从凌晨三点至上午九点之间。〕

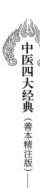

导读分析

一、篇名解释 ▶▶▶

少阳病是邪犯少阳，胆火内郁，枢机不利所致的疾病，属半表半里之证。本篇主要讨论少阳病的临床表现、证治类型及其治疗方法，故以《辨少阳病脉证并治》为篇名。

二、文章大意 ▶▶▶

本篇主要论述少阳病的证候特征，少阳病半表半里证的证治、治禁、误治、转归、预后等问题。并讨论了少阳病的兼变证治疗，同时太阳篇、阳明篇也有，应当与有关条目互参。

三、结构分析 ▶▶▶

辨少阳病脉证并治
- （一）少阳病辨证纲要
  - 1. 少阳病提纲（第263条）
  - 2. 少阳病治禁（第264、265条）
- （二）少阳病本证——小柴胡汤证（第266条）
- （三）少阳病变证治则（第267条）
- （四）三阳合病，少阳见证（第268条）
- （五）少阳病传变及预后（第269、270、271条）
- （六）少阳病欲解时（第272条）

辨太阴病脉证并治

（第 273～280 条）

273. 太阴之为病，腹满而吐，食不下，自利益甚，时腹自痛。若下之，必胸下结硬。〔**结硬**：《玉函经》作痞坚，指痞结胀硬。〕

274. 太阴中风，〔**太阴中风**：风邪中于太阴经。〕四肢烦疼，脉阳微阴涩而长者，〔**阳微阴涩**：此处指脉象，阴阳指脉之浮取沉取。阳微阴涩，即脉浮取微、沉取涩。〕为欲愈。

275. 太阴病，欲解时，从亥至丑上。〔**句释**：太阴病将愈的时间为晚上九点至次日凌晨三点。〕

276. 太阴病，脉浮者，可发汗，宜桂枝汤。

277. 自利不渴者，属太阴，以其藏有寒故也，当温之，宜服四逆辈。〔**四逆辈**：指四逆汤一类的方剂，如四逆汤、理中

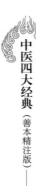

汤等。〕

278. 伤寒脉浮而缓，手足自温者，系在太阴，〔**系在太阴：**属于太阴病。〕太阴当发身黄。若小便自利者，不能发黄。至七八日，虽暴烦下利日十余行，必自止，以脾家实，腐秽当去故也。〔**腐秽：**这里指寒湿积滞。〕

279. 本太阳病，医反下之，因尔腹满时痛者，属太阴也，桂枝加芍药汤主之。大实痛者，桂枝加大黄汤主之。

桂枝加芍药汤方（85）

桂枝三两，去皮 芍药六两 甘草二两，炙 大枣十二枚，擘 生姜三两，切

上五味，以水七升，煮取三升，去滓，分温三服。本云桂枝汤，今加芍药。

桂枝加大黄汤方（86）

桂枝三两，去皮 大黄二两 芍药六两 生姜三两，切 甘草二两，炙 大枣十二枚，擘

上六味，以水七升，煮服三升，去滓，温服一升，日三服。

280. 太阴为病，脉弱，其人续自便利，设当行大黄、芍药者，宜减之，以其人胃气弱，易动故也。（原注：下利者先煎芍药三沸）。

导读分析

一、篇名解释 ▶▶▶

太阴病是由中阳不足，寒湿内盛而引起的疾病。本篇主要讨论太阴病的临床表现、证治类型及其治疗方法，故以《辨太阴病脉证并治》为篇名。

二、文章大意 ▶▶▶

本篇主要论述以脾阳虚弱、寒湿内阻为主要病理变化的太阴病病证。阐述了太阴病的证候特征、治疗原则、治疗禁忌以及各种病证治疗。

三、结构分析 ▶▶▶

辨太阴病脉证并治
- （一）太阴病辨证纲要（第 273 条）
- （二）太阴病本证（第 277 条）
- （三）太阴病兼变证
  - 1. 太阴兼表证（第 276 条）
  - 2. 太阴腹痛证（第 279、280 条）
- （四）太阴病预后
  - 1. 太阴中风欲愈候（第 274 条）
  - 2. 太阴阳复自愈候（第 278 条）
- （五）太阴病欲解时（第 275 条）

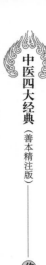

辨少阴病脉证并治

（第 281～325 条）

281. 少阴之为病，脉微细，〔**脉微细**：一般微脉主阳虚，细脉主阴虚。〕但欲寐也。〔**但欲寐**：老是要睡觉的样子。〕

282. 少阴病，欲吐不吐，心烦，但欲寐。五六日自利而渴者，属少阴也，虚故引水自救。若小便色白者，少阴病形悉具。小便白者，以下焦虚有寒，〔**下焦虚有寒**：指肾虚寒。〕不能制水，故令色白也。

283. 病人脉阴阳俱紧，反汗出者，亡阳也，此属少阴。〔**句释**：少阴病脉紧无热，不当有汗，今汗出脉紧为少阴阴盛于里、阳越于外的现象，与太阳伤寒的脉紧无汗有别。〕法当咽痛而复吐利。〔**咽痛、吐利**：此处的咽痛与吐利都是少阴亡阳的症状。〕

284. 少阴病，咳而下利，谵语者，被火气劫故也。小便必难，以强责少阴汗也。

285. 少阴病，脉细沉数，病为在里，不可发汗。

286. 少阴病，脉微，不可发汗，亡阳故也。阳已虚，尺脉弱涩者，〔尺脉弱涩：为阴血不足之象。〕复不可下之。

287. 少阴病，脉紧，至七八日，自下利，脉暴微，〔脉暴微：脉象突然变微。〕手足反温，脉紧反去者，为欲解也。虽烦下利，必自愈。

288. 少阴病，下利，若利自止，恶寒而蜷卧，〔蜷卧：蜷，音 quán。蜷卧，指身体四肢蜷曲而卧。〕手足温者，可治。

289. 少阴病，恶寒而蜷，时自烦，欲去衣被者，可治。〔恶寒而蜷，时自烦，欲去衣被者，可治：恶寒而蜷是少阴阴寒证，时常发烦而要去掉衣被，表示阳气有回复之机，可与阴邪抗争，所以可以治愈。〕

290. 少阴中风，〔少阴中风：指风邪中于少阴之经。但本条有脉无证，究竟少阴中风是什么证候，无可查考。〕脉阳微阴浮者，〔阳微阴浮：阳微者，寸微也；阴浮者，尺浮也。〕为欲愈。

291. 少阴病欲解时，从子至寅上。〔句释：少阴病将愈的

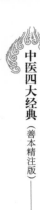
时间是从晚上十一点至次日凌晨五点。〕

292. 少阴病，吐利，手足不逆冷，反发热者，不死。脉不至者，灸少阴七壮。〔**灸少阴**：灸少阴经的穴位。〕

293. 少阴病，八九日，一身手足尽热者，〔**一身手足尽热**：当阳气恢复时，少阴病从热化，转出膀胱经，发生周身及手足尽热的症状。〕以热在膀胱，必便血也。

294. 少阴病，但厥无汗，〔**厥无汗**：指四肢厥冷而无汗。〕而强发之，必动其血，未知从何道出，或从口鼻，或从目出者，是名下厥上竭，〔**下厥上竭**：四肢厥逆而又加上出血。古人认为厥从下起，故称下厥，说明阳气衰微；血从上出，出血多，以致阴血耗竭，故称上竭。〕为难治。

295. 少阴病，恶寒，身踡而利，手足逆冷者，不治。

296. 少阴病，吐利躁烦，四逆者，死。

297. 少阴病，下利止而头眩，时时自冒者，死。

298. 少阴病，四逆恶寒而身踡，脉不至，不烦而躁者，〔**烦、躁**：烦与躁不同，烦者，热而烦也；躁者，乱而不必热也。〕死。

299. 少阴病，六七日，**息高**者，〔**息高**：呼吸表浅，及胸而止，或呼长吸短，皆称为息高。〕死。

300. 少阴病，脉微细沉，但欲卧，汗出不烦，自欲吐，至五六日自利，复烦躁不得卧寐者，死。

301. 少阴病，始得之，反发热，脉沉者，麻黄细辛附子汤主之。

麻黄细辛附子汤方（87）

麻黄二两，去节　细辛二两　附子一枚，炮，去皮，破八片

上三味，以水七升，先煮麻黄一二沸，去上沫，内诸药，煮取三升，去滓，温服一升，日三服。

302. 少阴病，得之二三日，麻黄附子甘草汤微发汗，以二三日无证，〔**无证**：《玉函经》"证"字上有"里"字，可能是原文遗脱，应补入。〕故微发汗也。

麻黄附子甘草汤方（88）

麻黄二两，去节　甘草二两，炙　附子一枚，炮，去皮，破八片

上三味，以水七升，先煮麻黄一二沸，去上沫，内诸药，煮取三升，去滓，温服一升，日三服。

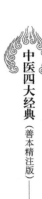

303. 少阴病，得之二三日以上，心中烦，不得卧，黄连阿胶汤主之。

黄连阿胶汤方（89）

黄连四两　黄芩二两　芍药二两　鸡子黄二枚　阿胶三两

上五味，以水六升，先煮三物，取二升，去滓，内胶烊尽，小冷，内鸡子黄，搅令相得，温服七合，日三服。

304. 少阴病，得之一二日，口中和，〔**口中和**：即口味、唇舌正常，没有异常感觉和变化的意思，为辨别里证寒热的要点之一。〕其背恶寒者，当灸之，附子汤主之。

附子汤方（90）

附子二枚，炮，去皮，破八片　茯苓三两　人参二两　白术四两　芍药三两

上五味，以水八升，煮取三升，去滓，温服一升，日三服。

305. 少阴病，身体痛，手足寒，骨节痛，脉沉者，附子汤主之。

306. 少阴病，下利便脓血者，桃花汤主之。

桃花汤方（91）

赤石脂一斤，一半全用，一半筛末　干姜一两　粳米一升

上三味，以水七升，煮米令熟，去滓，温服七合，内赤石脂末方寸匕，日三服，若一服愈，余勿服。

307. 少阴病，二三日至四五日，腹痛，小便不利，下利不止，便脓血者，桃花汤主之。

308. 少阴病，下利便脓血者，可刺。

309. 少阴病，吐利，手足逆冷，烦躁欲死者，吴茱萸汤主之。

310. 少阴病，下利咽痛，胸满心烦，猪肤汤主之。

猪肤汤方（92）

猪肤一斤〔**猪肤**：即猪皮，内去油，外去毛，刮净白者。〕

上一味，以水一斗，煮取五升，去滓，加白蜜一升，白粉五合，〔**白粉**：王海藏说："仲景猪肤汤用白粉，即白米粉也。"〕熬香，和令相得，分温六服。

311. 少阴病，二三日，咽痛者，可与甘草汤，不差，与桔梗汤。

甘草汤方（93）

甘草二两

上一味，以水三升，煮取一升半，去滓，温服七合，日

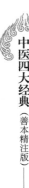
二服。

桔梗汤方（94）

桔梗一两　甘草二两

上二味，以水三升，煮取一升，去滓，分温再服。

312. 少阴病，咽中伤，生疮，〔咽中伤，生疮：即咽部溃烂，是痰热相结之故。〕不能语言，声不出者，苦酒汤主之。

〔苦酒：朱肱《类证活人书》说："醋，又名苦酒，无毒。"〕

苦酒汤（95）

半夏洗，破如枣核十四枚　鸡子一枚，去黄，内上苦酒，着鸡子壳中

上二味，内半夏著苦酒中，以鸡子壳置刀环中，〔刀环：即古钱，形狭长如刀，柄端有环，古人为了煮药方便，取刀环中空，便于架蛋壳，放于火上。〕安火上，令三沸，去滓，少少含咽之，不差，更作三剂。

313. 阴病，咽中痛，半夏散及汤主之。

半夏散及汤方（96）

半夏洗　桂枝去皮　甘草炙

上三味，等分，各别捣筛已，合治之，白饮和，服方寸匕，日三服。若不能散服者，〔不能散服者：即不能服散剂的。〕以水一升，煎七沸，内散两方寸匕，更煮三沸，下火令小冷，少少咽之。半夏有毒，不当散服。

314. 少阴病，下利，白通汤主之。

白通汤方（97）

葱白四茎　干姜一两　附子一枚，生，去皮，破八片

上三味，以水三升，煮取一升，去滓，分温再服。

315. 少阴病，下利脉微者，与白通汤；利不止，厥逆无脉，干呕烦者，白通加猪胆汁汤主之。服汤脉暴出者死，〔脉暴出：指脉搏突然浮大，这是一种反常现象。〕微续者生。〔微续：指阳气渐渐恢复。〕

白通加猪胆汤方（98）

葱白四茎　干姜一两　附子一枚，生，去皮，破八片　人尿五合　猪胆汁一合

上五味，以水三升，煮取一升，去滓，内胆汁、人尿，和令相得，分温再服。若无胆，亦可用。

316. 少阴病，二三日不已，至四五日，腹痛，小便不利，四肢沉重疼痛，自下利者，此为有水气，其人或咳，或小便利，或下利，或呕者，真武汤主之。

真武汤方

茯苓三两　芍药三两　白术二两　生姜三两，切　附子一枚，炮，去皮，破八片

上五味，以水八升，煮取三升，去滓，温服七合，日三

服。若咳者，加五味子半升，细辛一两，干姜一两。若小便利者，去茯苓。若下利者，去芍药，加干姜二两。若呕者，去附子，加生姜，足前为半斤。〔足前为半斤：就是把剂量加至半斤的意思。〕

317. 少阴病，下利清谷，里寒外热，手足厥逆，脉微欲绝，身反不恶寒，其人面色赤，或腹痛，或干呕，或咽痛，或利止脉不出者，通脉四逆汤主之。

通脉四逆汤方（99）

甘草二两，炙　附子大者一枚，生用，去皮，破八片　干姜三两，强人可四两

上三味，以水三升，煮取一升二合，去滓，分温再服，其脉即出者愈。面色赤者，加葱九茎。腹中痛者，去葱，加芍药二两。呕者，加生姜二两。咽痛者，去芍药，加桔梗一两。利止脉不出者，去桔梗，加人参二两。病皆与方相应者，乃服之。

318. 少阴病，四逆，其人或咳，或悸，或小便不利，或腹中痛，或泄利下重者，〔下重：即里急后重。〕四逆散主之。

四逆散方（100）

甘草炙　枳实破，水渍炙干　柴胡　芍药

上四味，各十分，捣筛，白饮和，服方寸匕，日三服。

咳者，加五味子、干姜各五分，并主下利。悸者，加桂枝五分。小便不利者，加茯苓五分。腹中痛者，加附子一枚，炮令坼。〔炮令坼：坼，音 chè，裂的意思。炮制到使药（附子）裂开的程度。〕泄利下重者，先以水五升煮薤白三升，煮取三升，去滓，以散三方寸匕，内汤中，煮取一升半，分温再服。

319. 少阴病，下利六七日，咳而呕渴，心烦不得眠者，猪苓汤主之。

320. 少阴病，得之二三日，口燥咽干者，急下之，宜大承气汤。

321. 少阴病，自利清水，色纯青，心下必痛，口干燥者，可下之，〔可：《玉函经》作急。〕宜大承气汤。（原注：一法用大柴胡。）

322. 少阴病六七日，腹胀不大便者，急下之，宜大承气汤。

323. 少阴病，脉沉者，急温之，宜四逆汤。

324. 少阴病，饮食入口则吐，心中温温欲吐，复不能吐。始得之，手足寒，脉弦迟者，此胸中实，〔胸中实：指胃

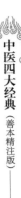

中有痰食窒塞，故为实证。〕不可下也，当吐之。若膈上有寒饮，〔**膈上有寒饮：**指由于脾胃虚冷，致胃中有水饮。〕干呕者，不可吐也，当温之，宜四逆汤。

325. 少阴病，下利，脉微涩，呕而汗出，必<u>数更衣反少</u>者，〔**数更衣反少：**即大便次数频数而便量反少。〕当<u>温其上</u>，〔**温其上：**指用温热药治其胃。〕灸之。

导读分析

一、篇名解释▶▶▶

　　少阴病是以心肾虚衰、水火不交为主要病理变化的疾病。本篇主要讨论少阴病的临床表现、证治类型及其治疗方法，故以《辨少阴病脉证并治》为篇名。

二、文章大意▶▶▶

　　本篇主要阐述了少阴寒化、热化两类病证的证治，同时还讨论了少阴寒化证和少阴热化证的治疗禁忌以及预后等问题，指出了少阴病兼变证、少阴病疑似证、少阴病咽痛证等各类病证的治疗。

三、结构分析 ▶▶▶

```
辨
少
阴
病
脉
证
并
治
```

（一）少阴病辨证纲要
- 1. 少阴病提纲（第281条）
- 2. 少阴病寒化证辨治要点（第282、283条）
- 3. 少阴病治禁（第285、286条）

（二）少阴病本证
- 1. 少阴病寒化证
  - 四逆汤证（第323、324条）
  - 通脉四逆汤证（第317条）
  - 白通汤证（第314条）
  - 白通加猪胆汁汤证（第315条）
  - 附子汤证（第304、305条）
  - 真武汤证（第316条）
  - 桃花汤证（第307条）
  - 正虚气陷证（第325条）
- 2. 少阴病热化证
  - 黄连阿胶汤证（第303条）
  - 猪苓汤证（第319条）
  - 大承气汤证（第320、321条）

（三）少阴病兼变证
- 1. 少阴病兼表证
  - 麻黄细辛附子汤证（第301条）
  - 麻黄附子甘草汤证（第302条）
- 2. 热移膀胱证（第293条）
- 3. 伤津动血证（第284条）

（四）少阴病疑似证
- 1. 四逆散证（第318条）
- 2. 吴茱萸汤证（第309条）

（五）少阴病咽痛证
- 1. 猪肤汤证（第310条）
- 2. 甘草汤证、桔梗汤证（第311条）
- 3. 苦酒汤证（第312条）
- 4. 半夏散及汤证（第313条）

（六）少阴病预后
- 1. 正复欲愈证（第287、290条）
- 2. 阳回可治证（第288、289、292条）
- 3. 正衰危重证（第295、296、297、298、299、300条）

（七）少阴病欲解时（第291条）

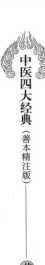

辨厥阴病脉证并治

（第 326～381 条）

326. 厥阴之为病，消渴，气上撞心，〔**气上撞心**：形容心中不舒服。〕心中疼热，饥而不欲食，食则吐蚘，〔**蚘**：蛔虫。〕下之利不止。

327. 厥阴中风，脉微浮，为欲愈，〔**脉微浮，为欲愈**：浮脉为阳脉，阴证见阳脉，表示病邪在表，所以愈后良好。〕不浮为未愈。

328. 厥阴病，欲解时，从丑至卯上。〔**句释**：厥阴病将愈的时间为凌晨一点至早上七点。〕

329. 厥阴病，渴欲饮水者，少少与之愈。

330. 诸四逆厥者，不可下之，虚家亦然。〔**句释**：凡四肢发凉的患者，不可用泻下药，虚弱的人也如此。〕

331. 伤寒先厥后发热而利者，必自止，见厥复利。〔句释：伤寒病，先有四肢发凉而后发热。原有腹泻的，当发热时一定会停止，但如果由发热再转为厥冷时，腹泻就会重新发生。〕

332. 伤寒始发热六日，厥反九日而利，凡厥利者，当不能食，今反能食者，恐为除中（原注：一云消中）。〔除中：即胃气败绝。〕食以索饼，〔索饼：即用麦面所做的条索状食品，相当于今之面条。〕不发热者，知胃气尚存，必愈。恐暴热来出而复去也。后三日脉之，其热续在者，期之旦日夜半愈。〔旦日夜半：即第二天半夜。〕所以然者，本发热六日，厥反九日，复发热三日，并前六日，亦为九日，与厥相应，故期之旦日夜半愈。后三日脉之而脉数，其热不罢者，此为热气有余，必发痈脓也。

333. 伤寒脉迟六七日，而反与黄芩汤彻其热。〔彻：除的意思。〕脉迟为寒，今与黄芩汤，复除其热，腹中应冷。当不能食，今反能食，此名除中，必死。

334. 伤寒先厥后发热，下利必自止，而反汗出，咽中痛者，其喉为痹。〔其喉为痹：即喉痹证，乃喉中闭塞不通也。〕发热无汗，而利必自止，若不止，必便脓血者，其喉不痹。

335. 伤寒一二日至四五日厥者，必发热，前热者后必厥，厥深者热亦深，厥微者热亦微。厥应下之，而反发汗者，必口伤烂赤。

336. 伤寒病，厥五日，热亦五日，设六日当复厥，不厥者自愈。厥终不过五日，以热五日，故知自愈。

337. 凡厥者，<u>阴阳气不相顺接，便为厥</u>。〔**阴阳气不相顺接，便为厥**：黄坤载《伤寒悬解》说："平人阳降而交阴，阴升而交阳，两相顺接，乃不厥冷；阳上而不下，阴下而不上，不相顺接则生厥冷。不顺而逆，故曰厥逆。"〕厥者，手足逆冷者是也。

338. 伤寒脉微而厥，至七八日肤冷，其人躁无暂安时者，此为<u>藏厥</u>，〔**藏厥**：即脏厥，指由于内脏阴寒而引起的四肢厥冷。成无己《注解伤寒论》说："脏厥者死，阳气绝也。"〕非蚘厥也，<u>蚘厥者</u>，〔**蚘厥**：即由于蛔虫病而引起四肢厥冷。〕其人当吐蚘。今病者静，而复时烦者，此为<u>藏寒</u>，〔**藏寒**：指胃肠功能衰弱。〕蚘上入其膈，故烦。须臾复止，得食而呕，又烦者，蚘闻食臭出，其人常自吐蚘。蚘厥者，乌梅丸主之。又主久利。

乌梅丸方（101）

乌梅三百枚 细辛六两 干姜十两 黄连十六两 当归四两 附子六两，炮，去皮 蜀椒四两，出汗 桂枝去皮，六两

人参六两　黄柏六两

上十味，异捣筛，合治之，〔**异捣筛，合治之：**即各捣末过筛，再混合在一起。〕以苦酒渍乌梅一宿，去核，蒸之五斗米下，饭熟捣成泥，和药令相得，内臼中，与蜜杵二千下，丸如梧桐子大。先食饮服十丸，日三服，稍加至二十丸，禁生冷、滑物、臭食等。

339. 伤寒，热少微厥，指头寒，嘿嘿不欲食，烦躁，数日小便利，色白者，此热除也。欲得食，其病为愈。若厥而呕，胸胁烦满者，其后必便血。

340. 病者手足厥冷，言我不结胸，小腹满，按之痛者，此冷结在膀胱关元也。

341. 伤寒发热四日，厥反三日，复热四日，厥少热多者，其病当愈。四日至七日，热不除者，必便脓血。

342. 伤寒厥四日，热反三日，复厥五日，其病为进，寒多热少，阳气退，故为进也。

343. 伤寒六七日，脉微，手足厥冷，烦躁，灸厥阴。厥不还者，死。

344. 伤寒发热，下利厥逆，躁不得卧者，死。

345. 伤寒发热，下利至甚，厥不止者，死。

346. 伤寒六七日不利，便发热而利，〔便：忽然的意思。〕其人汗出不止者，死，有阴无阳故也。〔有阴无阳：本条的下利是阴寒，汗出不止为亡阳，发热是阳气外越，故称有阴无阳。阴又可以理解为病邪，阳可理解为元气，病邪尚在而元气已消亡，所以是死症。〕

347. 伤寒五六日，不结胸，腹濡，〔腹濡：腹部按之柔软。〕脉虚，复厥者，不可下，此亡血，下之死。

348. 发热而厥七日，下利者，为难治。

349. 伤寒脉促，手足厥逆，可灸之。

350. 伤寒脉滑而厥者，里有热，白虎汤主之。

351. 手足厥寒，脉细欲绝者，当归四逆汤主之。

当归四逆汤方（102）

当归三两　桂枝三两，去皮　芍药三两　细辛三两　甘草二两，炙　通草二两　大枣二十五枚，擘，一法十二枚上七味，以水八升，煮取三升，去滓，温服一升，日三服。

352. 若其人内有久寒者，宜当归四逆加吴茱萸生姜汤。

当归四逆加吴茱萸生姜汤方（103）

当归三两　芍药三两　甘草二两，炙　通草二两　桂枝三两，去皮　细辛三两　生姜半斤，切　吴茱萸二升　大枣二十五枚，擘

上九味，以水六升，清酒六升和，煮取五升，去滓，分温五服。

353. 大汗出，热不去，内拘急，〔**内拘急**：即腹内有挛缩不舒的感觉。汪琥《伤寒论辨证广注》说："此寒气深入于里，寒主收引，当是腹以内拘急。"〕四肢痛，又下利厥逆而恶寒者，四逆汤主之。

354. 大汗，若大下利而厥冷者，四逆汤主之。

355. 病人手足厥冷，脉乍紧者，邪结在胸中。心下满而烦，饥不能食者，病在胸中。当须吐之，宜瓜蒂散。

356. 伤寒，厥而心下悸，宜先治水〔**水**：指由水饮引起的病，症状为心慌、头晕、目眩等。〕当服茯苓甘草汤，却治其

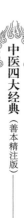

厥。不尔，水渍入胃，〔渍：有深入的意思。〕必作利也。

357. 伤寒六七日，大下后，寸脉沉而迟，手足厥逆，下部脉不至，〔**下部脉**：指足部的趺阳脉而言，也有指尺部脉。〕喉咽不利，唾脓血，泄利不止者，为难治，麻黄升麻汤主之。

麻黄升麻汤方（104）

麻黄二两半，去节　升麻一两一分　当归一两一分　知母十八铢　黄芩十八铢　葳蕤十八铢　芍药六铢　天门冬六铢，去心　桂枝六铢，去皮　茯苓六铢　甘草六铢，炙　石膏六铢，碎，绵裹　白术六铢　干姜六铢

上十四味，以水一斗，先煮麻黄一二沸，去上沫，内诸药，煮取三升，去滓，分温三服，相去如炊三斗米顷，〔**相去如炊三斗米顷**：间隔如煮三斗米饭的时间。〕令尽，汗出愈。

358. 伤寒四五日，腹中痛，若转气下趣少腹者，〔**趣**：同趋。〕此欲自利也。

359. 伤寒，本自寒下，医复吐下之，寒格，更逆吐下，若食入口即吐，干姜黄芩黄连人参汤主之。

干姜黄芩黄连人参汤方（105）

干姜　黄芩　黄连　人参各三两

上四味，以水六升，煮取二升，去滓，分温再服。

360. 下利，有微热而渴，脉弱者，今自愈。

361. 下利，脉数，有微热汗出，今自愈。设复紧，为未解。

362. 下利，手足厥冷，无脉者，灸之不温，若脉不还，反微喘者，死。少阴负趺阳者，〔**少阴负趺阳**：即少阴脉不及趺阳脉大的意思。〕为顺也。

363. 下利，寸脉反浮数，尺中自涩者，必清脓血。〔**必清脓血**：即必便脓血。〕

364. 下利清谷，不可攻表，汗出必胀满。

365. 下利，脉沉弦者，下重也。〔**下重**：即里急后重。〕脉大者，为未止。脉微弱数者，为欲自止，虽发热不死。

366. 下利，脉沉而迟，其人面少赤，身有微热，下利清谷者，必郁冒汗出而解，病人必微厥。所以然者，其面戴阳，〔**戴阳**：也称格阳，为真寒假热之证。〕下虚故也。

367. 下利，脉数而渴者，今自愈。设不差，必清脓血，以有热故也。

368. 下利后，脉绝，手足厥冷，晬时脉还，手足温者生，脉不还者死。

369. 伤寒，下利日十余行，脉反实者，死。

370. 下利清谷，里寒外热，汗出而厥者，通脉四逆汤主之。

371. 热利，下重者，白头翁汤主之。

白头翁汤方（106）

白头翁二两　黄柏三两　黄连三两　秦皮三两

上四味，以水七升，煮取二升，去滓，温服一升，不愈，更服一升。

372. 下利腹胀满，身体疼痛者，先温其里，乃攻其表，温里宜四逆汤，攻表宜桂枝汤。

373. 下利，欲饮水者，以有热故也，白头翁汤主之。

374. 下利，谵语者，有燥屎也，宜小承气汤。

375. 下利后，更烦，按之心下濡者，为虚烦也，宜栀子豉汤。

376. 呕家，有痈脓者，不可治呕，脓尽自愈。

377. 呕而脉弱，小便复利，身有微热，见厥者难治，四逆汤主之。

378. 干呕，吐涎沫，头痛者，吴茱萸汤主之。

379. 呕而发热者，小柴胡汤主之。

380. 伤寒，大吐大下之，极虚，复极汗者，〔**复极汗**：即又用饮水法以求其大汗。〕其人外气怫郁，〔**外气怫郁**：外气即表气，怫郁是不通畅的意思，这里指表热未解，面赤发热，表闭无汗的证象。〕复与之水，以发其汗，因得哕，所以然者，胃中寒冷故也。

381. 伤寒，哕而腹满，视其前后，〔**前后**：前即小便，后即大便。〕知何部不利，利之即愈。

导读分析

一、篇名解释 ▶▶▶

　　厥阴病是以厥阴阴阳失调、气血亏虚或邪气盛实为病理特征的疾病。本篇主要讨论厥阴病的临床表现、证治类型及其治疗方法，故以《辨厥阴病脉证并治》为篇名。

二、文章大意 ▶▶▶

　　本篇主要讨论厥阴病的上热下寒证，以"消渴，气上撞心，心中疼痛，饥而不欲食，食则吐蛔"为特征的厥阴病类型。并详细阐述厥阴病的各种类型，如干姜黄芩黄连人参汤证、乌梅丸证、麻黄升麻汤证、吴茱萸汤证、当归四逆汤证、白头翁汤证等的基本证治、预后转归以及辨证等问题。

三、结构分析 ▶▶▶

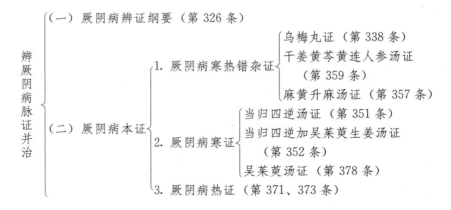

辨厥阴病脉证并治
（一）厥阴病辨证纲要（第326条）
（二）厥阴病本证
1. 厥阴病寒热错杂证
乌梅丸证（第338条）
干姜黄芩黄连人参汤证（第359条）
麻黄升麻汤证（第357条）
2. 厥阴病寒证
当归四逆汤证（第351条）
当归四逆加吴茱萸生姜汤证（第352条）
吴茱萸汤证（第378条）
3. 厥阴病热证（第371、373条）

（三）厥热胜复辨（第 331、332、333、334、336、341、342 条）

辨厥阴病脉证并治

（四）四肢厥逆辨

　1. 厥逆的病机与证候特点（第 337 条）

　2. 厥逆辨治

　　热厥

　　　热厥的热点与治禁（第 335 条）

　　　热厥轻证（第 339 条）

　　　热厥重证（第 350 条）

　　寒厥

　　　阳虚阴盛厥（第 353、354 条）

　　　冷结膀胱关元厥（第 340 条）

　　痰厥（第 355 条）

　　水厥（第 356 条）

　3. 厥证治禁与寒厥灸法（第 330、347、349 条）

（五）呕哕下利辨

　1. 辨呕哕证

　　阳虚阴盛证（第 377 条）

　　邪传少阳证（第 379 条）

　　痈脓致呕证（第 376 条）

　　胃寒致哕证（第 380 条）

　　哕而腹满证（第 381 条）

　2. 辨下利证

　　下利辨证（第 358 条）

　　实热下利证（第 365、374、375 条）

　　虚寒下利证

　　　虚寒下利证治（第 370 条）

　　　虚寒下利兼表治则（第 372、364 条）

　　　虚寒下利转归（第 360、361、363、366、367、368、369 条）

（六）厥阴病预后

　1. 正复可愈证（第 327、329 条）

　2. 正衰危重证（第 343、344、345、346、348、362 条）

（七）厥阴病欲解时（第 328 条）

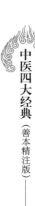
辨霍乱病脉证并治

（第 382～391 条）

382. 问曰：病有霍乱者何？答曰：呕吐而利，此名霍乱。〔霍乱：泛指具有上吐下泻证候的多种急性肠胃病。〕

383. 问曰：病发热，头痛，身疼，恶寒，吐利者，此属何病？答曰：此名霍乱。霍乱自吐下，又利止，复更发热也。〔句释：霍乱有呕吐、腹泻，有在腹泻停止以后，发热更加厉害的。〕

384. 伤寒，其脉微涩者，本是霍乱，今是伤寒，却四五日，至阴经上，〔至阴经上：这是指太阴经。〕转入阴必利，本呕下利者，不可治也。欲似大便，而反矢气，仍不利者，此属阳明也，便必硬，十三日愈，所以然者，经尽故也。下利后，当便硬，硬则能食者愈。今反不能食，到后经中，〔后经：即第二个六天，古人认为伤寒按日期传变，六天传完一经。〕颇能食，复过一经能食，〔复过一经：即过了第二个六天。〕过之一日当愈，〔过之一日：即上文的"十三日愈"，指两个六天再加一天。〕不愈者，不属阳明也。

385. 恶寒脉微而复利，利止，亡血也，〔亡血：这里指亡津液。徐灵胎《伤寒类方》说："亡阴，即为亡血，不必真脱血也。"〕四逆加人参汤主之。

四逆加人参汤方（107）

甘草二两，炙　附子一枚，生，去皮，破八片　干姜一两半　人参一两

上四味，以水三升，煮取一升二合，去滓，分温再服。

386. 霍乱，头痛发热，身疼痛，热多欲饮水者，五苓散主之。寒多不用水者，理中丸主之。

理中丸方（108）

人参　干姜　甘草炙　白术各三两

上四味，捣筛，蜜和为丸，如鸡子黄许大，以沸汤数合，和一丸，研碎，温服之。日三四，夜二服。腹中未热，益至三四丸。然不及汤，汤法：以四物依两数切，用水八升，煮取三升，去滓，温取一升，日三服。若脐上筑者，〔脐上筑：筑当捣解，这是形容脐部跳动。〕肾气动也，去术加桂四两。吐多者，去术加生姜三两。下多者，还用术。悸者，加茯苓二两。渴欲得水者，加术足前成四两半。腹中痛者，加人参足前成四两半。寒者，加干姜足前成四两半。腹满者，去术，加附子一枚。服汤后，如食顷，饮热粥一升许，

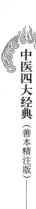

微自温，勿发揭衣被。〔**勿发揭衣被**：不要把衣服和被子揭去。〕

387. 吐利止，而身痛不休者，当消息和解其外，〔**消息**：斟酌的意思。〕宜桂枝汤小和之。〔**小和**：少少与服，不令过度的意思。〕

388. 吐利汗出，发热恶寒，四肢拘急，手足厥冷者，四逆汤主之。

389. 既吐且利，小便复利，而大汗出，下利清谷，内寒外热，脉微欲绝者，四逆汤主之。

390. 吐已下断，〔**吐已下断**：即吐泻都已停止。〕汗出而厥，四肢拘急不解，脉微欲绝者，通脉四逆加猪胆汁汤主之。

通脉四逆加猪胆汁汤方（109）

甘草二两，炙　干姜三两，强人可四两　附子大者一枚，生，去皮，破八片　猪胆汁半合

上四味，以水三升，煮取一升二合，去滓，内猪胆汁，分温再服，其脉即来。无猪胆，以羊胆代之。

391. 吐利，发汗，脉平，〔**脉平**：脉象平和，恢复正常之脉象。〕小烦者，〔**小烦**：即稍烦。〕以新虚不胜谷气故也。〔**不胜谷气**：谷气指食物，不胜谷气就是消化力弱的意思。〕

导读分析

一、篇名解释 ▶▶▶

霍乱是以突发呕吐、泄泻为主要临床表现的疾病。本篇主要讨论霍乱病的临床表现、证治类型及其治疗方法，故以《辨霍乱病脉证并治》为篇名。

二、文章大意 ▶▶▶

本篇主要讨论以上吐下泻、吐泻相交为主要表现的霍乱病的证治，还讨论霍乱与伤寒的鉴别及霍乱病的愈后调理。

三、结构分析 ▶▶▶

辨霍乱病脉证并治
- （一）霍乱病脉证（第382、383条）
- （二）霍乱病辨治
  - 1. 霍乱与伤寒的鉴别（第384条）
  - 2. 霍乱治法
    - 五苓散、理中丸证（第386条）
    - 四逆汤证（第388、389条）
    - 通脉四逆加猪胆汁汤证（第390条）
    - 四逆加人参汤证（第385条）
    - 桂枝汤证（第387条）
- （三）愈后调理（第391条）

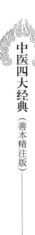

辨阴阳易差后劳复病脉证并治

（第 392～398 条）

392. 伤寒阴阳易之为病，〔**阴阳易**：指伤寒初愈，因房事过劳而引起的病证。所见症状系阴虚火盛、真阳亏损之象。〕其人身体重，少气，〔**少气**：主要表现为气息低微、懒言倦怠、脉弱，属中气不足，肺肾俱虚。〕少腹里急，或引阴中拘挛，热上冲胸，头重不欲举，眼中生花，膝胫拘急者，烧裈散主之。〔**裈**：音 kūn，指裤子。〕

烧裈散方（110）

妇人中裈，近隐处，取烧作灰。

上一味，水服方寸匕，日三服。小便即利，阴头微肿，此为愈矣。妇人病，取男子裈烧服。

393. 大病差后劳复者，〔**劳复**：指大病初愈，因劳累而复发。巢元方《诸病源候论》说："伤寒病新瘥，津液未复，血气尚虚，若劳动早，更复成病，故劳复也。若语言思虑则劳神，梳头澡洗则劳力，劳则生热，热气乘虚，还入经络，故复病也。"〕枳实栀子豉汤主之。

枳实栀子豉汤方（111）

枳实三枚，炙　栀子十四个，擘　香豉一升，绵裹

上三味，以清浆水七升，〔清浆水：即淘米泔水，久贮味酸为佳。〕空煮取四升，内枳实、栀子，煮取二升，下豉，更煮五六沸，去滓，分温再服，覆令微似汗。若有宿食者，内大黄如博碁子五六枚，〔博碁子：即围棋子。〕服之愈。

394. 伤寒，差以后，更发热，小柴胡汤主之。脉浮者，以汗解之。脉沉实（原注：一作紧）者，以下解之。

395. 大病差后，从腰以下有水气者，〔水气：在这里指水肿。〕牡蛎泽泻散主之。

牡蛎泽泻散方（112）

牡蛎熬　泽泻　蜀漆暖水洗去腥　葶苈子熬　商陆根熬　海藻洗去咸　栝楼根各等分

上七味，异捣，下筛为散，更于臼中治之，白饮和，服方寸匕，日三服，小便利，止后服。

396. 大病差后，喜唾，〔唾：指流涎。〕久不了了，〔久不了了：总是没完没了。〕胸上有寒，〔胸上有寒：指中焦虚寒，脾失健运，肺失宣降。〕当以丸药温之，宜理中丸。

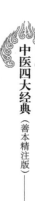
397. 伤寒解后，虚<u>赢</u>少气，〔赢：指身体瘦弱。〕气逆欲吐，竹叶石膏汤主之。

竹叶石膏汤方（113）

竹叶二把　石膏一升　半夏半升，洗　麦门冬一升，去心　人参二两　甘草二两，炙　粳米半升

上七味，以水一斗，煮取六升，去滓，内粳米，煮米熟，汤成去米，温服一升，日三服。

398. 病人<u>脉已解</u>，〔脉已解：指病理的脉已消除，脉象平和，没有表邪，也没有里邪。〕而日暮微烦，以病新差，人强与谷，脾胃气尚虚，不能消谷，故令微烦。<u>损谷</u>则愈。〔**损谷**：即减少食量的意思。〕

导读分析

一、篇名解释 ▶ ▶ ▶

阴阳易指大病初愈，正气未复，余邪未尽，而触犯房事，致男病传女、女病传男的病证。男病易于女叫阳易；女病易于男叫阴易；男女之病，交相传易，则名阴阳易。差后劳复指大病初愈，正气尚弱，或余邪未尽，又因调养、摄入不当，引起疾病复发的一类病证。

其中有因劳累而复发的，称为劳复；因饮食不节而复发的，称为食复。本篇主要讨论阴阳易、差后劳复等病的证治，故以《辨阴阳易差后劳复病脉证并治》为篇名。

二、文章大意 ▶▶▶

本篇主要阐述了阴阳易病的基本证治和差后劳复诸证的证治，还提出了大病之后慎房事、逸体劳、适饮食，防止复发，以保痊愈的护理原则，为后世病后调理的理论与实践奠定了基础。

三、结构分析 ▶▶▶

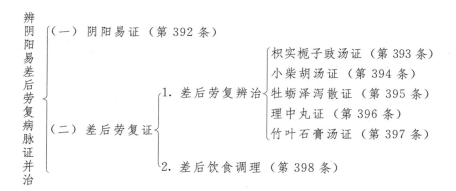

辨阴阳易差后劳复病脉证并治
├─（一）阴阳易证（第392条）
└─（二）差后劳复证
　　├─1. 差后劳复辨治
　　│　　├─枳实栀子豉汤证（第393条）
　　│　　├─小柴胡汤证（第394条）
　　│　　├─牡蛎泽泻散证（第395条）
　　│　　├─理中丸证（第396条）
　　│　　└─竹叶石膏汤证（第397条）
　　└─2. 差后饮食调理（第398条）

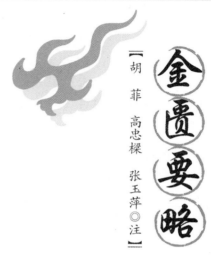

金匮要略

【胡　菲　高忠樑　张玉萍◎注】

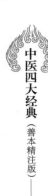

原　序

　　张仲景为《伤寒杂病论》合十六卷，今世但传《伤寒论》十卷，杂病未见其书，或于诸家方中载其一二矣。翰林学士王洙在馆阁日，于蠹简中得仲景《金匮玉函要略方》三卷，上则辨伤寒，中则论杂病，下则载其方，并疗妇人；乃录而传之士流，才数家耳。尝以对方证对者，施之于人，其效若神。然而或有证而无方，或有方而无证，救疾治病，其有未备。国家诏儒臣校正医书，臣奇先校定《伤寒论》，次校订《金匮玉函经》，今又校成此书，仍以逐方次于证候之下，使仓卒之际，便于检用也；又采散在诸家之方，附于逐篇之末，以广其法。以其伤寒方多节略，故断自杂病以下，终于饮食禁忌，凡二十五篇；除重复，合二百六十二方，勒成上中下三卷，依旧名曰《金匮方论》。臣奇尝读《魏志·华佗传》云：出书一卷曰"此书可以活人"。每观华佗凡所疗病，多尚奇怪，不合圣人之经，臣奇谓活人者，必仲景之书也，大哉！炎农圣法，属我盛旦；恭惟主上，丕承大统，抚育元元，颁行方书，拯济疾苦，使和气盈溢，而万物莫不尽和矣。

太子右赞善大夫臣高保衡

尚书都官员外郎臣孙奇

尚书司封郎中充秘阁校理臣林亿等传上

脏腑经络先后病脉证 第一

问曰：上工治未病，〔**上工**：学识、经验都很好的医生。未病：尚未发病的脏腑，如"见肝之病，当先实脾"之例。〕何也？师曰：夫治未病者，见肝之病，知肝传脾，〔**肝传脾**：肝为木，脾为土，根据五行生克的理论，肝木能乘脾土。〕当先实脾。〔**实脾**：增强抵抗力。〕四季脾王不受邪，〔**四季**：三、六、九、十二各月之末十八天，为脾土当旺之时。王：音"wàng"，义同"旺"。〕即勿补之。中工不晓相传，〔**中工**：一般的医生。〕见肝之病，不解实脾，〔**不解实脾**：不理解实脾的意义。〕惟治肝也。夫肝之病，补用酸，助用焦苦，益用甘味之药调之。酸入肝，焦苦入心，甘入脾。脾能伤肾，〔**伤**：在此有制伏的意思。〕肾气微弱，则水不行；水不行，则心火气盛，则伤肺；肺被伤，则金气不行；金气不行，则肝气盛，则肝自愈。此治肝补脾之要妙也。肝虚则用此法，实则不在用之。经曰：〔**经**：《黄帝内经》。〕虚虚实实，〔**虚虚实实**：虚证不要用泻法使其更虚，实证不要用补法使其更实。〕补不足，损有余。是其义也。余藏准此。（1）

夫人禀五常，〔**五常**：金、木、水、火、土五行，五行上应天之五气，下应地之五味，中应人之五脏。〕因风气而生长。〔风气：狭义的风气是指春天的风气，广义的风气是指自然界的气候，本文指的是后者。〕风气虽能生万物，亦能害万物，如水能浮舟，亦能覆舟。若五藏元真通畅，〔五藏元真：五脏的元气和真气。〕人即安和。客气邪风，〔客气邪风：总的是指致病的不正常气候；客气，对主气而言；邪风，对正气而言。〕中人多死。千般疢难，〔疢：音"chèn"，疾病。〕不越三条：一者，经络受邪，入藏府，为内所因也；二者，四肢九窍，血脉相传，壅塞不通，为外皮肤所中也；三者，房室、金刃、虫兽所伤。以此详之，病由都尽。若人能养慎，不令邪风干忤经络；适中经络，未流传藏府，即医治之；四肢才觉重滞，即导引吐纳，〔导引吐纳：用意识引导呼吸，吐故纳新的方法，而使五脏元真通畅。〕针灸、膏摩，〔膏摩：用药膏贴敷或以手法按摩等外治之法。〕勿令九窍闭塞；更能无犯王法、禽兽灾伤；房室勿令竭乏，服食节其冷、热、苦、酸、辛、甘，〔服：衣服。食：饮食。〕不遗形体有衰，病则无由入其腠理。腠者，是三焦通会元真之处，为血气所注；理者，是皮肤脏腑之文理也。（2）

问曰：病人有气色见于面部，〔见于面部：显现于面部。〕愿闻其说。师曰：鼻头色青，腹中痛，苦冷者死；鼻头色微黑色者，有水气；〔水气：病名，详见本书《水气病脉证并治第十四》。〕色黄者，胸上有寒；色白者，亡血也。设微赤，非时者死；其目正圆者痓，〔痓：为肝阴内竭，风强之病。〕不治。

又色青为痛，色黑为劳，〔**劳：**肾劳之病。〕色赤为风，色黄者便难，色鲜明者有留饮。〔**留饮：**水饮之留而不行者，见本书《痰饮咳嗽病脉证并治第十二》。〕（3）

师曰：病人语声寂然，〔**寂然：**语声低而不可闻，或寂然不语。〕喜惊呼者，骨节间病；语声喑喑然不彻者，〔**喑喑然：**语声不响亮、不清彻。〕心膈间病；语声啾啾然细而长者，〔**啾啾然：**语声小而细长，唧唧哝哝。〕头中病。（4）

师曰：息摇肩者，〔**息：**一呼一息为一息。**摇肩：**抬肩。〕心中坚；〔**心中坚：**胸中坚满之病。〕息引胸中上气者，咳；息张口短气者，肺痿唾沫。〔**肺痿：**为病名，详见本书《肺痿肺痈咳嗽上气病脉证治第七》。〕（5）

师曰：吸而微数，其病在中焦，〔**病在中焦：**本处指中焦阻滞；中焦，腹腔脾胃部分。〕实也，当下之即愈，虚者不治；在上焦者，〔**上焦：**心肺，本处指心肺之宗气。〕其吸促；在下焦者，〔**下焦：**肝肾，本处指肝肾元气。〕其吸远，此皆难治。呼吸动摇振振者，不治。（6）

师曰：寸口脉动者，〔**寸口：**统言左右三部脉。〕因其王时而动，假令肝王色青，四时各随其色。〔**四时各随其色：**春木色青，脉弦；夏火色赤，脉洪；长夏土色黄，脉缓；秋金色白，脉

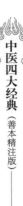

毛；冬水色黑，脉石。〕肝色青而反色白，〔肝色青而反色白：不合时令之色，相克，则病。〕非其时色脉，皆当病。（7）

有未至而至，〔至：时令未至，而气候已至。前"至"字指时令，后"至"字指气候。〕有至而不至，有至而不去，有至而太过，何谓也？师曰：冬至之后，〔冬至：节令的名称，为全年二十四个节令之一。〕甲子夜半少阳起，〔甲子：将十天干、十二地支循环组合来计算年月日，从甲子开始，至癸亥终。这里是指冬至后，经过六十天的第一个甲子日。〕少阳之时阳始生，〔少阳：三阴三阳各旺六十日，共三百六十日。冬至之后，正是少阳当令之时。〕天得温和。以未得甲子，天因温和，此为未至而至也；以得甲子而天未温和，为至而不至也；以得甲子而天大寒不解，此为至而不去也；以得甲子而天温如盛夏五六月时，此为至而太过也。（8）

师曰：病人脉浮者在前，其病在表；浮者在后，其病在里，腰痛背强不能行，必短气而极也。〔极：疲。〕（9）

问曰："经云厥阳独行"，何谓也？师曰：此为有阳无阴，故称厥阳。〔句释：人体肝肾之阴血枯竭，阳气失去依附，则阳气偏胜，有阳无阴，有升无降，故厥阳独行。〕（10）

问曰：寸脉沉大而滑，沉则为实，〔实：里实。〕滑则为气，〔滑则为气：痰气郁滞。〕实气相搏，血气入藏即死，入府即愈，此为卒厥。〔卒厥：突然昏倒；卒，同"猝"。〕何谓也？师曰：唇口青，身冷，为入藏，即死；如身和，汗自出，为入府，即愈。（11）

问曰：脉脱入脏即死，〔脉脱：邪气乍加，气血不通，脉绝似脱。〕入府即愈，何谓也？师曰：非为一病，百病皆然。譬如浸淫疮，〔浸淫疮：皮肤之黄水疮，能从局部播及全身。〕从口起流向四肢者，可治；从四肢流来入口者，不可治；病在外者，可治；入里者，即死。（12）

问曰：阳病十八，何谓也？〔阳病：外表经络的病证，包括头、项、腰、脊、脚六个部位，每个部位又有营病、卫病、营卫交病三种。〕师曰：头痛，项、腰、脊、臂、脚掣痛。阴病十八，何谓也？〔阴病：内部脏腑的病证，包括咳、上气、喘、哕、咽、肠鸣、胀满、心痛、拘急等九种病，每病又分虚病、实病两种。〕师曰：咳、上气、喘、哕、咽、肠鸣、胀满、心痛、拘急。〔咽：咽中梗塞感。〕五脏病各有十八，合为九十病；人又有六微，〔六微：六腑。〕微有十八病，合为一百八病。五劳、〔五劳：五脏劳伤之病。〕七伤、〔七伤：食伤、忧伤、饮伤、房室伤、饥伤、劳伤、经络营卫气伤。〕六极、〔六极：极度劳损，即气极、血极、筋极、骨极、肌极、精极。〕妇人三十六病，〔妇人三十六病：指十二症、九痛、七害、五伤、三痼。〕不在其

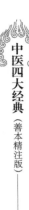

中。清邪居上，浊邪居下，大邪中表，小邪中里，馨饪之邪，〔馨饪：属汤饼一类的食物。〕从口入者，宿食也。五邪中人，各有法度，风中于前，寒中于暮，湿伤于下，〔湿伤于下：水湿重浊，易伤下部关节。〕雾伤于上，〔雾伤于上：雾露轻清，易伤上部皮腠。〕风令脉浮，寒令脉急，雾伤皮腠，湿流关节，食伤脾胃，极寒伤经，极热伤络。（13）

问曰：病有急当救里救表者，何谓也？师曰：病，医下之，续得下利清谷不止，〔清谷：大便完谷不化。〕身体疼痛者，急当救里；后身体疼痛，清便自调者，急当救表也。（14）

夫病痼疾，〔痼疾：谓病已沉痼，非旦夕可取效者。〕加以卒病，〔卒病：谓卒然而来，新感而可取效于旦夕者。〕当先治其卒病，后乃治其痼疾也。（15）

师曰：五脏病各有所得者愈，〔有所得：五脏得其所宜之气、之味、之时，则发助脏气而祛病。〕五脏病各有所恶，〔所恶：五脏所厌恶之气，如心恶热、肺恶寒、肝恶风、脾恶湿、肾恶燥。〕各随其所不喜者为病。〔所不喜：五脏之所禁，如心病禁温食热衣，脾病禁温食饱食、湿地濡衣等。〕病者素不应食，而反暴思之，必发热也。（16）

夫诸病在藏，欲攻之，当随其所得而攻之，〔所得：无形之邪入结于脏，必有所得之物。〕如渴者与猪苓汤。余皆仿之。（17）

导读分析

一、篇名解释 ▶ ▶ ▶

"先后"二字提示临床需注意脏腑经络先后的传变规律，"脉证"二字强调了脉证的重要性，在全书有纲领性意义，故以《脏腑经络先后病脉证》为篇名。

二、文章大意 ▶ ▶ ▶

本篇以整体观为指导，对发病、病因、病机、预防、治疗、调护等方面均作了纲领性的提示；为全书的概述，故又列于本书之首。

三、结构分析 ▶ ▶ ▶

疾病的病因、发病与预后（第2、8条）
┌ 第2条：论述引发疾病的几种病因和疾病的预防以及早期治疗
└ 第8条：四种与时令不符的反常气候，这些反常气候易发起疾病，必须注意调摄

疾病的分类与病邪的特性（第13条）

诊断举例，分别阐述如何辨色、辨声、根据呼吸情况、切脉诊病，判断病位（第3～7条、第9条）

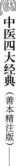

厥阳的病理（第 10 条）

疾病的预后和转归（第 11、12 条） {
  第 11 条：卒厥的病机与预后
  第 12 条：判断疾病预后的一般
    规律
}

疾病的证治（第 1 条、
  第 14～17 条） {
  第 1 条：治未病的治疗法则——已病防传，
    虚实异治
  第 14 条：表里同病治疗的先后缓急
  第 15 条：痼疾加卒病的先后缓急治则
  第 16 条：应根据五脏病的喜恶进行治疗和调护
  第 17 条：治疗杂病应审因论治
}

痉湿暍病脉证治 第二

太阳病，发热无汗，反恶寒者，名曰刚痉。〔**痉**：《广韵》"风强病也"，旧本作"痓"。风为阳邪，病从太阳开始，故有发热的见症，因机体有表实、表虚的不同，故太阳病有刚痉、柔痉的区别。刚痉表实无汗，阳不能外达，故恶寒。〕（1）

太阳病，发热汗出，而不恶寒，名曰柔痉。（2）

太阳病，发热，脉沉而细者，名曰痉，为难治。（3）

太阳病，发汗太多，因致痉。（4）

夫风病，〔**风病**：有两种解释，一说是太阳中风，一说是风温病，并通。〕下之则痉，复发汗，必拘急。（5）

疮家，〔**疮家**：久患疮或金刃创伤患者。〕虽身疼痛，不可发汗，汗出则痉。（6）

病者身热足寒，颈项强急，恶寒，时头热，面赤目赤，

独头动摇，卒口噤，〔**口噤**：牙关紧闭。〕背反张者，〔**背反张**：角弓反张。〕痉病也。若发其汗者，寒湿相得，其表益虚，即恶寒甚；发其汗已，其脉如蛇。〔**其脉如蛇**：脉不直而曲，如蛇行之状，即筋脉拘急已极的真脏脉；参见《五脏风寒积聚病脉证并治第十一》"肝死脏"条。〕（7）

暴腹胀大者，为欲解；脉如故，反伏弦者痉。（8）

夫痉脉，按之紧如弦，〔**紧如弦**：《金匮要略心典》，"紧如弦，竖直之象。"〕直上下行。一作筑筑而弦。《脉经》云：痉家，其脉伏坚，直上下。（9）

痉病有灸疮，难治。〔**灸疮，难治**：病人灸后成疮，一则流失脓液，津液已亏，二则火热内盛，经穴不闭，再感风寒，故难治。〕（10）

太阳病，其证备，身体强，几几然，〔**几**：音"shū"；本指小鸟羽毛未丰，不能飞的样子，此处形容身体强直，不能俯仰自如。〕脉反沉迟，此为痉，栝楼桂枝汤主之。（11）

栝楼桂枝汤方

栝楼根二两　桂枝三两　芍药三两　甘草二两　生姜三两　大枣十二枚

上六味，〔**上**：原著为竖排版，为"右"字，此处横排改为

"上"，以下同。〕以水九升，煮取三升。分温三服，取微汗；汗不出，食顷啜热粥发之。〔啜：音"chuò"，食也。〕

太阳病，无汗而小便反少，气上冲胸，口噤不得语，欲作刚痓，葛根汤主之。（12）

葛根汤方

葛根四两　麻黄三两，去节　桂枝三两，去皮　芍药二两　甘草二两，炙　生姜三两　大枣十二枚

上七味，㕮咀，〔**㕮咀**：口嚼；古人于药物，无刀剉法，但以口嚼细，与现在将药切成饮片相同。〕以水一斗，先煮麻黄、葛根，减二升，去沫，内诸药，〔**内**：同"纳"。〕煮取三升，去滓。温服一升，覆取微似汗，不须啜粥，余如桂枝汤法将息及禁忌。〔**将息**：养息、调养，服药后的护理之法。〕

痓为病一本痓前有刚字，胸满口噤，卧不着席，脚挛急，必齘齿，〔**齘齿**：牙关紧闭，切齿有声；齘，音"xiè"。〕可与大承气汤。（13）

大承气汤方

大黄四两，酒洗　厚朴半斤，炙，去皮　枳实五枚，炙　芒硝三合

上四味，以水一斗，先煮二物，取五升，去滓，内大黄，煮取二升，去滓，内芒硝，更上微火一二沸。分温再服，得下止服。

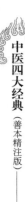

太阳病，关节疼痛而烦，脉沉而细—作缓者，此名湿痹《玉函》云：中湿。〔**湿痹**：湿流关节，发生疼痛的病证；痹，音"bì"。〕湿痹之候，小便不利，大便反快，但当利其小便。（14）

湿家之为病，一身尽痛—云疼烦；发热，身色如熏黄也。（15）

湿家，其人但头汗出，背强，欲得被覆向火。若下之早则哕，〔**哕**：有声无物为哕，详见本书《呕吐哕下利病脉证治第十七》。〕或胸满，小便不利—云利，舌上如胎者，〔**胎**：苔也，指舌上湿润白滑，似苔非苔。〕以丹田有热，〔**丹田**：穴名，在脐下三寸，这里泛指脐下的部位。〕胸上有寒，渴欲得饮而不能饮，则口燥烦也。（16）

湿家，下之，额上汗出，微喘，小便利—云不利者死，若下利不止者亦死。（17）

风湿相搏，一身尽疼痛，法当汗出而解，值天阴雨不止，医云此可发汗。汗之病不愈者，何也？盖发其汗，汗大出者，但风气去，湿气在，是故不愈也。若治风湿者，发其汗，但微微似欲出汗者，〔**似欲出汗**：微续汗出；似，当"续"

字解。〕风湿俱去也。（18）

湿家病身疼发热，面黄而喘，头痛，鼻塞而烦，其脉大，自能饮食，腹中和无病，病在头中寒湿，故鼻塞，内药鼻中则愈。（19）

湿家身烦疼，可与麻黄加术汤发其汗为宜，慎不可以火攻之。〔火攻：指烧针、艾灸、熨熏等法。陆渊雷说："火乃汉末俗医常用之法，故仲景屡以为戒。"〕（20）

麻黄加术汤方

麻黄三两，去节　桂枝二两，去皮　甘草一两，炙　杏仁七十个，去皮尖　白术四两

上五味，以水九升，先煮麻黄，减二升，去上沫，内诸药，煮取二升半，去滓。温服八合，覆取微似汗。

病者一身尽疼，发热日晡所剧者，〔日晡：傍晚的时候，大约下午二点至六点之时。〕名风湿。此病伤于汗出当风，或久伤取冷所致也，可与麻黄杏仁薏苡甘草汤。（21）

麻黄杏仁薏苡甘草汤方

麻黄去节，半两，汤泡　甘草一两，炙　薏苡仁半两　杏仁十个，去皮尖，炒

上剉麻豆大，每服四钱匕，水盏半，煮八分，去滓，温服。有微汗，避风。

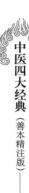
风湿，脉浮身重，汗出恶风者，防己黄芪汤主之。（22）

防己黄芪汤方

防己一两　甘草半两，炒　白术七钱半　黄芪一两一分，去芦

上剉麻豆大，每抄五钱匕，生姜四片，大枣一枚，水盏半，煎八分，去滓温服，良久再服。喘者，加麻黄半两；胃中不和者，加芍药三分；气上冲者加桂枝三分；下有陈寒者，加细辛三分。服后当如虫行皮中，从腰下如冰，后坐被上，又以一被绕腰以下，温，令微汗，差。

伤寒八九日，风湿相搏，身体疼烦，不能自转侧，不呕不渴，脉浮虚而涩者，桂枝附子汤主之；若大便坚，小便自利者，去桂加白术汤主之。（23）

桂枝附子汤方

桂枝四两，去皮　生姜三两，切　附子三枚，炮，去皮，破八片
甘草二两，炙　大枣十二枚，擘

上五味，以水六升，煮取二升，去滓，分温三服。

白术附子汤方

白术二两　附子一枚半，炮，去皮　甘草一两，炙　生姜一两半，切　大枣六枚

上五味，以水三升，煮取一升，去滓，分温三服。一服觉身痹，半日许再服，三服都尽，其人如冒状，〔冒：眩冒，即头晕。〕勿怪，即是术、附并走皮中逐水气，未得除故耳。

风湿相搏，骨节疼烦，掣痛不得屈伸，近之则痛剧，汗出短气，小便不利，恶风不欲去衣，或身微肿者，甘草附子汤主之。（24）

甘草附子汤方

甘草二两，炙　附子二枚，炮，去皮　白术二两　桂枝四两，去皮

上四味，以水六升，煮取三升，去滓。温服一升，日三服。初服得微汗则解，能食，汗出复烦者，服五合，恐一升多者，服六七合为妙。

太阳中暍，〔**中暍：**中暑。〕发热恶寒，身重而疼痛，其脉弦细芤迟。小便已，洒洒然毛耸，〔**洒洒然毛耸：**形容小便后洒渐寒战的样子。〕手足逆冷，小有劳，身即热，口开，前板齿燥。若发其汗，则恶寒甚；加温针，则发热甚；数下之，则淋甚。（25）

太阳中热者，暍是也。汗出恶寒，身热而渴，白虎加人参汤主之。（26）

白虎加人参汤方

知母六两　石膏一斤，碎　甘草二两　粳米六合　人参三两

上五味，以水一斗，煮米熟汤成，去滓。温服一升，日三服。

太阳中暍，身热疼重而脉微弱，此以夏月伤冷水，水行皮中所致也，一物瓜蒂汤主之。（27）

一物瓜蒂汤方

瓜蒂二十个

上剉，以水一升，煮取五合，去滓，顿服。

导读分析

一、篇名解释 ▶▶▶

本篇讨论外感痉病、湿病、暍病的证治，故以《痉湿暍病脉证治》为篇名。

二、文章大意 ▶▶▶

本篇主要阐述痉、湿、暍三种病的证治。外感痉病，病在经脉，以项背强急、口噤不开、角弓反张为主证；外感湿病，病在肌肉与关节，以发热、身重、骨节疼痛而烦为主证；外感暍病，以发热自汗、烦渴尿赤、少气脉虚为主证。虽然证候与脉象各不相同，但是，均因感受外邪致病，初起都从太阳开始，都可见太阳表证。

三、结构分析 ▶▶▶

痉病的病因、证治及预后（第1～13条）
- 第1条：论述刚痉的表现——身热恶寒，无汗
- 第2条：论述柔痉的表现——身热不恶寒，汗出
- 第4～6条：论述误汗下伤津致痉
- 第7、9条：阐述痉病的脉证
- 第11～13条：论述痉病的治疗
  - 柔痉，栝楼桂枝汤主之
  - 刚痉，葛根汤主之
  - 阳明痉病，大承气汤主之
- 第3、8、10条：指出痉病的两种转归以及痉病的预后

湿病的病因与证治（第14～24条）
- 第15条：湿邪发黄的证候
- 14、18条：湿病的基本治法——发汗、利小便
- 第19、20条：论述寒湿的证治
  - 寒湿在上的证治
  - 寒湿在表的证治
- 第21～24条：论述风湿的病因与治疗，包括风湿在表（21条）、风湿表虚（22条）、风湿阳虚（23、24条）的证治
- 第16、17条：论述湿病误下的变证、坏证

中暍的病因与证治（第25～27条）
- 第25条：论述中暍的主要脉证及误治（误汗、温针、下法）的变证
- 第26条：论述中暍热盛津伤的证治——白虎加人参汤主之
- 第27条：论述中暍伤暑湿盛的证治——瓜蒂汤主之

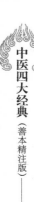

百合狐惑阴阳毒病脉证治 第三

论曰：百合病者，百脉一宗，〔**百脉一宗**：全身所有的经脉是同出一源的。〕悉致其病也。意欲食，复不能食，常默默，〔**默默**：静默不语。〕欲卧不能卧，欲行不能行，饮食或有美时，或有不用闻食臭时，如寒无寒，如热无热，口苦，小便赤，诸药不能治，得药则剧吐利，如有神灵者，身形如和，其脉微数。每溺时头痛者，〔**溺**：小便。〕六十日乃愈；若溺时头不痛，淅然者，〔**淅然**：形容小便时洒淅寒战的样子。〕四十日愈；若溺快然，但头眩者，二十日愈。其证或未病而预见，或病四五日而出，或病二十日，或一月微见者，各随证治之。（1）

百合病，发汗后者，百合知母汤主之。（2）

百合知母汤方

百合七枚，擘　　知母三两，切

上先以水洗百合，渍一宿，当白沫出，去其水，更以泉水二升，煎取一升，去滓；别以泉水二升煎知母，取一升，去滓；后合和，煎取一升五合，分温再服。

百合病下之后者，滑石代赭汤主之。（3）

滑石代赭汤方

百合七枚，擘　　滑石三两，碎，绵裹　　代赭石如弹丸大一枚，碎，绵裹

上先以水洗百合，渍一宿，当白沫出，去其水，更以泉水二升，煎取一升，去滓；别以泉水二升煎滑石、代赭，取一升，去滓；后合和重煎，取一升五合，分温服。

百合病吐之后者，用后方主之。〔**后方**：百合鸡子汤方。〕（4）

百合鸡子汤方

百合七枚，擘　　鸡子黄一枚

上先以水洗百合，渍一宿，当白沫出，去其水，更以泉水二升，煮取一升，去滓，内鸡子黄搅匀，煎五分，温服。

百合病，不经吐、下、发汗，病形如初者，百合地黄汤主之。（5）

百合地黄汤方

百合七枚，擘　　生地黄汁一升

上以水洗百合，渍一宿，当白沫出，出其水，更以泉水二升，煎取一升，去滓，内地黄汁，煎取一升五合，分温再服。中病勿更服。大便当如漆。

百合病一月不解，变成渴者，百合洗方主之。（6）

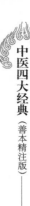

百合洗方

上以百合一升，以水一斗，渍之一宿，以洗身。洗已，食煮饼，勿以盐豉也。

百合病渴不差者，〔不差：差，同"瘥"；不差，即病不减轻。〕栝楼牡蛎散主之。（7）

栝楼牡蛎散方

栝楼根　牡蛎熬，等分

上为细末，饮服方寸匕，日三服。

百合病变发热者一作发寒热，百合滑石散主之。（8）

百合滑石散方

百合一两，炙　滑石三两

上为散，饮服方寸匕，日三服。当微利者，止服，热则除。

百合病见于阴者，以阳法救之；见于阳者，以阴法救之。见阳攻阴，复发其汗，此为逆；〔逆：误治。〕见阴攻阳，乃复下之，此亦为逆。（9）

狐惑之为病，状如伤寒，默默欲眠，目不得闭，卧起不安，蚀于喉为惑，〔蚀：腐蚀。〕蚀于阴为狐，〔狐：虫蚀前后二阴，阴部腐蚀溃烂。〕不欲饮食，恶闻食臭，其面目乍赤乍

黑乍白。蚀于上部则声喝—作嗄，〔**声喝：**声音嘶嘎。〕甘草泻心汤主之。（10）

甘草泻心汤方

甘草四两　黄芩　人参　干姜各三两　黄连一两　大枣十二枚半夏半斤

上七味，水一斗，煮取六升，去滓，再煎。温服一升，日三服。

蚀于下部，则咽干，苦参汤洗之。（11）

苦参汤方〔**苦参汤方：**此方赵刻及《正脉》本均阙，今据徐、沈、尤注及《金鉴》补入。〕

苦参一升

以水一斗，煎取七升，去滓，熏洗，日三。

蚀于肛者，雄黄熏之。（12）

雄黄熏法〔**雄黄熏法：**此四字据尤、陈注本补〕

雄黄

上一味为末，筒瓦二枚合之，烧，向肛熏之。《脉经》云：病人或从呼吸，上蚀其咽；或从下焦，蚀其肛阴。蚀上为惑，蚀下为狐。狐惑病者，猪苓散主之。

病者脉数，无热微烦，〔**无热：**无寒热，是无表证的互词。〕默默但欲卧，汗出，初得之三、四日，目赤如鸠眼，〔**鸠：**

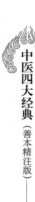
鸟名，两眼有红斑，俗称"斑鸠"；此谓目色赤。〕七、八日，目四眦—本眦后有黄字黑，〔眦：眼角。〕若能食者，脓已成也，赤小豆当归散主之。（13）

赤小豆当归散方

赤小豆三升，浸令芽出，曝干　当归三两　〔三两：原本缺两数，今据《千金》补〕

上二味，杵为散，浆水服方寸匕，日三服。〔浆水：炊粟米熟，投冷水中，浸五六日，味酢，生白花，色类浆，故名；见《本草蒙筌》；浆，酢也。〕

阳毒之为病，面赤斑斑如锦文，咽喉痛，唾脓血。五日可治，七日不可治。升麻鳖甲汤主之。（14）

升麻鳖甲汤方

升麻二两　当归一两　蜀椒炒去汗，一两　甘草二两　鳖甲手指大一片，炙　雄黄半两，研

上六味，以水四升，煮取一升，顿服之。老小再服取汗。《肘后》《千金方》阳毒用升麻汤，无鳖甲，有桂；阴毒用甘草汤，无雄黄。

阴毒之为病，面目青，身痛如被杖，咽喉痛。五日可治，七日不可治。升麻鳖甲汤去雄黄蜀椒主之。（15）

导读分析

一、篇名解释 ▶▶▶

本篇讨论百合病、狐惑病、阴阳毒的证治，三种疾病的病因病机、临床表现、证候特点以及治疗方法等虽不尽相同，但多有神志方面的症状，故合为一篇讨论，以《百合狐惑阴阳毒病脉证治》为篇名。

二、文章大意 ▶▶▶

本篇主要阐述百合病、狐惑病和阴阳毒病的证治。百合病由心肺阴虚所致，可见精神恍惚、神志不定等证候，以小便赤、脉微数为特点；狐惑病由湿热虫毒引起，以咽喉部、前后二阴的腐蚀溃烂为特点；阴阳毒病与感染疫毒有关，以发斑、咽喉痛为主证。

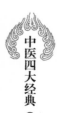
三、结构分析 ▶▶▶

百合病
的证治
（第1～
9条）
- 第1条：论述百合病的病因、证治、预后
- 第9条：指出百合病的治疗原则
- 第5条：提出百合病的正治法——百合地黄汤
- 第2～4、6～
  8条：提出
  百合病误
  治和变证
  的治法
  - 百合病误汗后的治法——百合知母汤
  - 百合病误下后的治法——滑石代赭汤
  - 百合病误吐后的治法——百合鸡子汤
  - 百合病经久生渴（内热）的外治法——百合洗方
  - 百合病渴不解（内热津竭）的治法——栝楼牡蛎散
  - 百合病发热（内热，邪聚在里）的治法——百合滑石散

狐惑病的
证治（第
10～13
条）
- 第10条：论述狐惑病的证候
- 第11～12条：提出狐惑病发于不同部位的外治法
  - 蚀于上部，甘草泻心汤主之
  - 蚀于下部（前阴），苦参汤主之
  - 蚀于肛部（后阴），雄黄熏主之
- 第13条：论述狐惑病酿脓的证治，赤小豆当归散主之

阴阳毒病的证治及预后（第14～15条）

疟病脉证并治第四

师曰：疟脉自弦，弦数者多热，弦迟者多寒。弦小紧者下之差，〔**弦小紧**：脉形弦细而又紧急有力。**差**：同"瘥"，指病情减轻。〕弦迟者可温之，弦紧者可发汗、针灸也。浮大者可吐之，弦数者风发也，〔**风发**：阳邪动风之象。〕以饮食消息止之。〔**消息**：观察斟酌。〕（1）

病疟，以月一日发，当以十五日愈；设不差，当月尽解；如其不差，当云何？师曰：此结为癥瘕，〔**癥瘕**：腹内的痞块。形坚不变，叫"癥"；时聚时散，无物有形谓"瘕"。〕名曰疟母，〔**疟母**：疟久不解而肝脾肿大，胁下气血成块，按之坚而痛称"疟母"。〕急治之，宜鳖甲煎丸。（2）

鳖甲煎丸方

鳖甲十二分，炙　乌扇三分，烧　黄芩三分　柴胡六分　鼠妇三分，熬　干姜三分　大黄三分　芍药五分　桂枝三分　葶苈一分，熬　石韦三分，去毛　厚朴三分　牡丹五分，去心　瞿麦二分　紫葳三分　半夏一分　人参一分　䗪虫五分，熬　阿胶三分，炙　蜂窠四分，熬　赤硝十二分　蜣螂六分，熬　桃仁二分

上二十三味，为末，取锻灶下灰一斗，清酒一斛五斗，

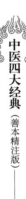

浸灰，候酒尽一半，著鳖甲于中，煮令泛烂如胶漆，绞取汁，内诸药，煎为丸，如梧子大。空心服七丸，日三服。《千金方》用鳖甲十二片，又有海藻三分，大戟一分，蟅虫五分，无鼠妇、赤硝二味，以鳖甲煎和诸药为丸。

师曰：阴气孤绝，阳气独发，则热而少气烦冤，〔烦冤：烦闷不适的感觉，有苦难诉的样子。〕手足热而欲呕，名曰瘅疟。〔瘅疟：瘅，音"dān"；瘅疟，即但热不寒的疟疾。〕若但热不寒者，邪气内藏于心，外舍分肉之间，令人消铄脱肉。〔消铄：铄，音"shuò"；消铄，即消损。〕（3）

温疟者，其脉如平，身无寒但热，骨节疼烦，〔疼烦：痛得很。〕时呕，白虎加桂枝汤主之。（4）

白虎加桂枝汤方

知母六两　甘草二两，炙　石膏一斤　粳米二合　桂枝去皮，三两

上剉，每五钱，水一盏半，煎至八分，去滓温服，汗出愈。

疟多寒者，名曰牝疟，〔牝疟：牝，音"pìn"，牝疟指寒气痰饮之邪伏于心间而不能外透，故证见多寒，甚则只寒无热。心为"牝脏"，故称"牝疟"。〕蜀漆散主之。（5）

蜀漆散方

蜀漆洗，去腥　云母烧二日夜　龙骨等分

上三味，杵为散，未发前，以浆水服半钱。温疟加蜀漆半分，临发时，服一钱匕。〔一钱匕：指用药量。汉代用五铢抄药，以抄满不落下为度，谓之一钱匕；如抄一半，谓之半钱匕。〕一方云母作云实。

附《外台秘要》方

牡蛎汤　治牝疟。

牡蛎四两，熬　麻黄四两，去节　甘草二两　蜀漆三两

上四味，以水八升，先煮蜀漆、麻黄，去上沫，得六升，内诸药，煮取二升，温服一升。若吐，则勿更服。

柴胡去半夏加栝楼根汤　治疟病发渴者，亦治劳疟。

柴胡八两　人参　黄芩　甘草各三两　栝楼根四两　生姜二两　大枣十二枚

上七味，以水一斗二升，煮取六升，去滓，再煎取三升。温服一升，日二服。

柴胡桂姜汤　治疟寒多，微有热，或但寒不热。服一剂，如神。

柴胡半斤　桂枝三两，去皮　干姜二两　栝楼根四两　黄芩三两　牡蛎三两，熬　甘草二两，炙

上七味，以水一斗二升，煮取六升，去滓再煎，取三升。温服一升，日三服。初服微烦，复服汗出便愈。

导读分析

一、篇名解释 ▶▶▶

本篇专门讨论疟病的脉证，故以《疟病脉证并治》为篇名。

二、文章大意 ▶▶▶

本篇主要阐述疟病的脉证，从脉论证，以此来确定治疗法则。疟病，即疟疾，以寒战壮热、休作有时为临床特征，本篇分述温疟、瘅疟、牝疟三种不同类型的疟病，并指出疟病日久不愈，可形成疟母。

三、结构分析 ▶▶▶

论述疟病病机和治则（第1条）

论述不同类型疟病的证治（第2～5条）
- 第2条：指出疟母的形成——疟病日久不愈，以及疟母的治法
- 第3条：瘅疟的病机和症状
- 第4条：温疟的证治
- 第5条：牝疟的病机（阳气被寒阴阻遏，不得外达肌表，寒多热少）和证治

中风历节病脉证并治第五

夫风之为病，当半身不遂，〔不遂：患侧的手足不能随意运动。〕或但臂不遂者，此为痹。脉微而数，中风使然。（1）

寸口脉浮而紧，紧则为寒，浮则为虚，寒虚相搏，邪在皮肤。浮者血虚，络脉空虚，贼邪不泻，〔贼邪：贼风邪气。不泻：不去。〕或左或右，邪气反缓，正气即急，正气引邪，喎僻不遂。〔喎僻不遂：口眼歪斜，半身不遂。〕邪在于络，肌肤不仁；〔肌肤不仁：肌肤麻木不仁。〕邪在于经，即重不胜；〔即重不胜：感觉肢体重着，动作不能自如。〕邪入于府，即不识人；邪入于藏，舌即难言，口吐涎。（2）

侯氏黑散　治大风，四肢烦重，心中恶寒不足者。《外台》治风癫。

菊花四十分　白术十分　细辛三分　茯苓三分　牡蛎三分　桔梗八分　防风十分　人参三分　矾石三分　黄芩五分　当归三分　干姜三分　芎䓖三分　桂枝三分

上十四味，杵为散，酒服方寸匕，日一服。初服二十日，温酒调服。禁一切鱼肉大蒜，常宜冷食，六十日止，即药积在腹中不下也，热食即下矣，冷食自能助药力。

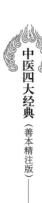
寸口脉迟而缓，迟则为寒，缓则为虚，荣缓则为亡血，卫缓则为中风。邪气中经，则身痒而瘾疹；〔瘾疹：风疹之类。〕心气不足，邪气入中，则胸满而短气。（3）

风引汤　除热瘫痫。

大黄　干姜　龙骨各四两　桂枝三两　甘草　牡蛎各二两

寒水石　滑石　赤石脂　白石脂　紫石英　石膏各六两

上十二味，杵，粗筛，以韦囊盛之，〔韦囊：古用皮革所制的药囊〕。取三指撮，〔三指撮：方寸匕余。〕井花水三升，〔井花水：清晨汲取的井泉水。〕煮三沸，温服一升。治大人风引，少小惊痫瘛疭，〔瘛疭：音"chìzòng"，指手足抽搐的症状。筋脉拘急为"瘛"，筋脉弛缓为"疭"。〕日数十发，医所不疗，除热方。巢氏云脚气宜风引汤。

防己地黄汤　治病如狂状，妄行，独语不休，无寒热，其脉浮。

防己一分　桂枝三分　防风三分　甘草一分

上四味，以酒一杯，浸之一宿，绞取汁；生地黄二斤，㕮咀，蒸之如斗米饭久，以铜器盛其汁，更绞地黄汁，和分再服。

头风摩散方〔头风：发作性的头眩头痛，也包括了后世所说的"偏头风"。〕

大附子一枚，炮　盐等分

上二味为散，沐了，〔沐了：洗头完毕。〕以方寸匕，已摩疢上，〔疢上：痛的部位。〕令药力行。

寸口脉沉而弱，沉即主骨，弱即主筋；沉即为肾，弱即为肝。汗出入水中，如水伤心，〔如水伤心：水湿之邪伤及血脉。〕历节黄汗出，〔黄汗：历节病中关节溢出黄水的证候。〕故曰历节。（4）

跌阳脉浮而滑，滑则谷气实，浮则汗自出。（5）

少阴脉浮而弱，弱则血不足，浮则为风，风血相搏，即疼痛如掣。（6）

盛人脉涩小，〔盛人：身体肥胖的人。〕短气自汗出，历节疼，不可屈伸，此皆饮酒汗出当风所致。（7）

诸肢节疼痛，身体尪羸，〔尪羸：指身体瘦弱。本条系指历节病患者身体羸瘦，独脚肿大，与后世所说的"鹤膝风"相似。〕脚肿如脱，〔脚肿如脱：两脚肿大，如脱离身体。〕头眩短气，温温欲吐，〔温温欲吐：泛恶欲吐不吐的样子。〕桂枝芍药知母汤主之。（8）

桂枝芍药知母汤方

桂枝四两　芍药三两　甘草二两　麻黄二两　生姜五两　白术五两　知母四两　防风四两　附子二两，炮

上九味，以水七升，煮取二升，温服七合，日三服。

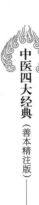

味酸则伤筋，筋伤则缓，名曰泄；〔泄：筋伤弛缓不收。〕咸则伤骨，骨伤则痿，名曰枯；〔枯：骨伤痿软不任。〕枯泄相搏，名曰断泄。〔断泄：肾精枯竭，肝血虚少，则生气不续，谓之"断泄"。〕荣气不通，卫不独行，荣卫俱微，三焦无所御，四属断绝，〔四属：指四肢或皮、肉、脂、髓。〕身体羸瘦，独足肿大，黄汗出，胫冷。假令发热，便为历节也。（9）

病历节，不可屈伸，疼痛，乌头汤主之。（10）

乌头汤方　治脚气疼痛，不可屈伸。

麻黄　芍药　黄芪各三两　甘草三两，炙　川乌五枚，㕮咀，以蜜二升，煎取一升，即出乌头

上五味，㕮咀四味，以水三升，煮取一升，去滓，内蜜煎中，更煎之，服七合。不知，尽服之。

矾石汤　治脚气冲心。

矾石二两

上一味，以浆水一斗五升，煎三五沸，浸脚良。

附　方

古今录验续命汤　治中风痱，〔痱：指四肢不通，废而不收。无论偏废、全废都称"痱"。〕身体不能自收，口不能言，冒昧不知痛处，〔冒昧：指精神恍恍惚惚。〕或拘急不得转侧。

姚云：与大续命同，兼治妇人产后出血者，及老人小儿。

麻黄　桂枝　当归　人参　石膏　干姜　甘草各三两

芎䓖一两　杏仁四十枚

上九味，以水一斗，煮取四升，温服一升，当小汗，薄覆脊，凭几坐，汗出则愈。不汗，更服，无所禁，勿当风。并治但伏不得卧，咳逆上气，面目浮肿。

千金三黄汤　治中风手足拘急，百节疼痛，烦热心乱，恶寒，经日不欲饮食。

麻黄五分　独活四分　细辛二分　黄芪二分　黄芩三分

上五味，以水六升，煮取二升。分温三服，一服小汗，二服大汗。心热加大黄二分，腹满加枳实一枚，气逆加人参三分，悸加牡蛎三分，渴加栝楼根三分，先有寒加附子一枚。

近效方术附子汤　治风虚头重眩，苦极，不知食味，暖肌补中，益精气。

白术二两　附子一枚半，炮，去皮　甘草一两，炙

上三味，剉，每五钱匕，姜五片，枣一枚，水盏半，煎七分，去滓，温服。

崔氏八味丸　治脚气上入，少腹不仁。

干地黄八两　山茱萸　薯蓣各四两　泽泻　茯苓　牡丹皮各三两　桂枝　附子炮，各一两

上八味，末之，炼蜜和丸梧子大。酒下十五丸，日再服。

千金方越婢加术汤　治肉极热，则身体津脱，腠理开，汗大泄，厉风气，下焦脚弱。

麻黄六两　　石膏半斤　　生姜三两　　甘草二两　　白术四两　　大枣十五枚

上六味，以水六升，先煮麻黄，去上沫，内诸药，煮取三升，分温三服。恶风加附子一枚，炮。

导读分析

一、篇名解释 ▶▶▶

本篇主要讨论中风病、历节病的脉证及其治疗，由于中风病、历节病都属于广义"风病"范畴，故合为一篇讨论，以《中风历节病脉证并治》为篇名。

二、文章大意 ▶▶▶

本篇主要阐述中风病和历节病的证治。中风病，以口眼歪斜，半身不遂，甚至昏而不识人为主要表现；历节病，以关节剧烈疼痛为主要表现，因痛势犹如虎咬，又称为白虎历节。

三、结构分析 ▶▶▶

中风病的证治（第1~3条）
- 第1条：阐述中风病的辨证及其与痹证的鉴别
- 第2条：论述中风病的病因病机和证治，提出中风有轻、重、浅、深之别，有在络、在经、在腑、在脏之别
- 第3条：营卫气血不足、感受风寒可致隐疹和中风

历节病的证治（第4~10条）
- 论述历节病的病因病机和脉证（第4~7条、9条）
  - 肾水不足，水湿内侵（4条）
  - 胃有湿热易感寒湿（5条）
  - 阴血不足，风邪外侵（6条）
  - 素体肥胖，饮酒汗出当风（7条）
  - 偏嗜酸咸（第9条）
- 阐述历节病的病机和证治（第8、10条）
  - 风湿历节病的证治——桂枝芍药知母汤
  - 寒湿历节病的证治——乌头汤方

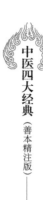
血痹虚劳病脉证并治 第六

问曰：血痹病从何得之？师曰：夫尊荣人，〔**尊荣人**：养尊处优的人。〕骨弱肌肤盛，重因疲劳汗出，卧不时动摇，加被微风，遂得之。但以脉自微涩，在寸口、关上小紧，宜针引阳气，令脉和紧去则愈。（1）

血痹，阴阳俱微，寸口关上微，尺中小紧，外证身体不仁，如风痹状，黄芪桂枝五物汤主之。（2）

黄芪桂枝五物汤方

黄芪三两　芍药三两　桂枝三两　生姜六两　大枣十二枚

上五味，以水六升，煮取二升，温服七合，日三服。一方有人参。

夫男子平人，脉大为劳，〔**为劳**：言其势之将成。〕极虚亦为劳。（3）

男子面色薄者，〔**面色薄**：面色薄白，血色不荣于面。〕主渴及亡血，卒喘悸，脉浮者，里虚也。（4）

男子脉虚沉弦，无寒热，短气里急，小便不利，面色白，时目瞑兼衄，〔**目瞑**：闭上眼睛；此处有眩晕的意思。〕少腹满，此为劳使之然。（5）

劳之为病，其脉浮大，手足烦，春夏剧，秋冬瘥，阴寒精自出，〔**阴寒**：前阴寒冷。〕酸削不能行。〔**酸削**：腰膝酸疼瘦削。〕（6）

男子脉浮弱而涩，为无子，精气清冷—作冷。（7）

夫失精家，〔**失精家**：素患遗精、滑精的人。〕少腹弦急，阴头寒，目眩—作目眶痛，发落，脉极虚芤迟，为清谷亡血失精。脉得诸芤动微紧，男子失精，女子梦交，桂枝龙骨牡蛎汤主之。（8）

桂枝加龙骨牡蛎汤方《小品》云：虚弱浮热汗出者，除桂，加白薇、附子各三分，故曰二加龙骨汤。

桂枝　芍药　生姜各三两　甘草二两　大枣十二枚　龙骨　牡蛎各三两

上七味，以水七升，煮取三升，分温三服。

天雄散方

天雄三两，炮　白术八两　桂枝六两　龙骨三两

上四味，杵为散，酒服半钱匕，日三服，不知，稍增之。

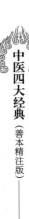

男子平人，脉虚弱细微者，喜盗汗也。（9）

人年五六十，其病脉大者，痹侠背行，〔痹侠背行：背脊两侧肌肉麻木；侠，同"挟"。〕苦肠鸣，马刀侠瘿者，〔马刀：瘰疬之属，结核生于腋下，形如马刀，故名。侠瘿：亦瘰疬之属；《灵枢》作"挟瘿"，结核生于颈部状如缨络，故名。〕皆为劳得之。（10）

脉沉小迟，名脱气；〔脱气：指阳气将脱。〕其人疾行则喘喝，〔喘喝：张口喘气的样子。〕手足逆寒，腹满，甚则溏泄，食不消化也。（11）

脉弦而大，弦则为减，大则为芤，减则为寒，芤则为虚，虚寒相搏，此名为革；妇人则半产漏下，〔漏下：月经淋漓不断；妊娠期经水时下，也叫"漏下"，或称"漏胎"。〕男子则亡血失精。（12）

虚劳里急，悸，衄，腹中痛，梦失精，四肢酸疼，手足烦热，咽干口燥，小建中汤主之。（13）

小建中汤方

桂枝三两，去皮　甘草三两，炙　大枣十二枚　芍药六两　生姜二两　胶饴一升

上六味，以水七升，煮取三升，去滓，内胶饴，更上微

火消解，温服一升，日三服。呕家不可用建中汤，以甜故也。《千金》疗男女因积冷气滞，或大病后不复常，苦四肢沉重，骨肉酸疼，吸吸少气，行动喘乏，胸满气急，腰背强痛，心中虚悸，咽干唇燥，面体少色，或饮食无味，胁肋腹胀，头重不举，多卧少起，甚者积年，轻者百日，渐至瘦弱，五脏气竭，则难可复常；六脉俱不足，虚寒乏气，少腹拘急，羸瘠百病，名曰黄芪建中汤，又有人参二两。

虚劳里急，诸不足，黄芪建中汤主之。于小建中汤内，加黄芪一两半，余依上法。气短胸满者加生姜。腹满者去枣加茯苓一两半。及疗肺虚损不足，补气，加半夏三两。（14）

虚劳腰痛，少腹拘急，小便不利者，八味肾气丸主之。方见妇人杂病中。（15）

虚劳诸不足，风气百疾，薯蓣丸主之。（16）

薯蓣丸方

薯蓣三十分　当归　桂枝　曲　干地黄　豆黄卷各十分　甘草二十八分　人参七分　芎藭　芍药　白术　麦门冬　杏仁各六分　柴胡　桔梗　茯苓各五分　阿胶七分　干姜三分　白敛二分　防风六分　大枣百枚，为膏

上二十一味，末之，炼蜜和丸，如弹子大，空腹酒服一丸，一百丸为剂。

虚劳虚烦不得眠，酸枣汤主之。（17）

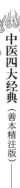

酸枣仁汤方

酸枣仁二升　甘草一两　知母二两　茯苓二两　芎䓖二两。深师有生姜二两。

上五味，以水八升，煮酸枣仁，得六升，内诸药，煮取三升，分温三服。

五劳虚极羸瘦，〔羸瘦：身体肌肉消瘦无力。〕腹满不能饮食，食伤、忧伤、饮伤、房室伤、饥伤、劳伤、经络营卫气伤，内有干血，肌肤甲错，〔肌肤甲错：肌肤有如鳞甲交错，形容皮肤干枯粗糙的样子。〕两目黯黑。缓中补虚，大黄蟅虫丸主之。（18）

大黄蟅虫丸方

大黄十分，蒸　黄芩二两　甘草三两　桃仁一升　杏仁一升　芍药四两　干地黄十两　干漆一两　虻虫一升　水蛭百枚　蛴螬一升　蟅虫半升

上十二味，末之，炼蜜和丸小豆大。酒饮服五丸，日三服。

附　方

千金翼炙甘草汤一云复脉汤　治虚劳不足，汗出而闷，脉结悸，行动如常，不出百日，危急者，十一日死。

甘草四两，炙　桂枝　生姜各三两　麦门冬半升　麻仁半升　人参　阿胶各二两　大枣三十枚　生地黄一升

上九味，以酒七升，水八升，先煮八味，取三升，去滓，内胶消尽。温服一升，日三服。

肘后獭肝散 治冷劳，又主鬼疰一门相染。

獭肝一具，炙干末之。水服方寸匕，日三服。

导读分析

一、篇名解释 ▶▶▶

本篇讨论血痹病、虚劳病的脉证、治疗，二病都是因气血虚损所致，故合为一篇讨论，以《血痹虚劳病脉证并治》为篇名。

二、文章大意 ▶▶▶

本篇主要阐述血痹病和虚劳病的证治。血痹病，以身体麻木不仁为主要临床表现；虚劳病，因脏腑元气虚弱、虚损为劳所致，是慢性衰弱性疾病的总称。

金匮要略

三、结构分析 ▶▶▶

血痹病的证治（第1、2条）
- 第1条：血痹病的病因与轻证的证证
- 第2条：血痹病重证的证治

虚劳病的病机与辨证（第3～12条）
- 第3条：虚劳脉象总纲
- 第4～7、9～12条：虚劳的病机与辨证。论述了虚劳阴虚血亏（4条）、气血不足（5条）、虚劳无子（7条）、虚劳盗汗（9条）、虚劳脱气（11条）、精血亏损（12条）的脉证，指出虚劳虚寒、虚热的不同表现（10条），以及虚劳与季节的关系（6条）

虚劳病的证治（第8、13～18条）
- 第8条：虚劳失精的证治
- 第13条：阴阳两虚虚劳里急的证治
- 第14条：虚劳气虚甚的证治
- 第15条：虚劳腰痛的证治
- 第16条：虚劳风气百疾的证治
- 第17条：肝阴不足虚劳不寐的证治
- 第18条：虚劳干血的证治

肺痿肺痈咳嗽上气病脉证并治第七

问曰：热在上焦者，因咳为肺痿。肺痿之病何从得之？师曰：或从汗出，或从呕吐，或从消渴，〔消渴：病名，详见本书《消渴小便不利淋病脉证并治第十三》。〕小便利数，或从便难，又被快药下利，〔快药：峻下药。〕重亡津液，故得之。曰：寸口脉数，其人咳，口中反有浊唾涎沫者何？〔浊唾：浓稠痰。涎沫：稀痰。以下各条"多吐浊沫"，"时时唾浊"，"时出浊唾"均同。〕师曰：为肺痿之病。若口中辟辟燥，〔辟辟燥：形容口中干燥。〕咳即胸中隐隐痛，脉反滑数，此为肺痈，咳唾脓血。脉数虚者为肺痿，数实者为肺痈。（1）

问曰：病咳逆，脉之，〔脉：动词，诊脉。〕何以知此为肺痈？当有脓血，吐之则死，其脉何类？师曰：寸口脉微而数，微则为风，数则为热；微则汗出，数则恶寒。风中于卫，呼气不入；热过于荣，〔过：作"至"字解。〕吸而不出。风伤皮毛，热伤血脉。风舍于肺，〔舍：作"留"字解。〕其人则咳，口干喘满，咽燥不渴，时唾浊沫，时时振寒。〔时时振寒：时时恶寒而身体振动。〕热之所过，血为之凝滞，畜结痈脓，吐如米粥。始萌可救，〔始萌可救：病邪在萌芽时可以挽

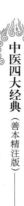

救。〕脓成则死。（2）

上气，〔**上气**：气喘。〕面浮肿，肩息，〔**肩息**：呼吸摇肩，呼吸困难的样子。〕其脉浮大，不治。又加利，尤甚。（3）

上气喘而躁者，属肺胀，欲作风水，〔**风水**：病名，详见本书《水气病脉证并治第十四》。〕发汗则愈。（4）

肺痿吐涎沫而不咳者，其人不渴，必遗尿，〔**遗尿**：一般指睡眠时小便自遗，这里指小便失禁。〕小便数。所以然者，以上虚不能制下故也。〔**不能制下**：肺气不能制约下焦。〕此为肺中冷，必眩，多涎唾，甘草干姜汤以温之。若服汤已渴者，属消渴。（5）

甘草干姜汤方

甘草四两，炙　姜二两，炮

上㕮咀，以水三升，煮取一升五合，去滓，分温再服。

咳而上气，喉中水鸡声，〔**水鸡声**：形容喉中痰鸣声好像蛙鸣；水鸡，青蛙，俗名"田鸡"。〕射干麻黄汤主之。（6）

射干麻黄汤方

射干十三枚，一法三两　麻黄四两　生姜四两　细辛　紫菀款冬花各三两　五味子半升　大枣七枚　半夏大者洗，八枚。一法半升上九味，以水一斗二升，先煮麻黄两沸，去上沫，内诸药，煮取三升，分温三服。

咳逆上气，时时吐浊，但坐不得眠，皂荚丸主之。（7）
皂荚丸方
皂荚八两，刮去皮，用酥炙〔酥：酥油，俗称"黄油"。〕

上一味，末之，蜜丸梧子大。以枣膏和汤服三丸，日三夜一服。

咳而脉浮者，厚朴麻黄汤主之。（8）
厚朴麻黄汤方
厚朴五两　麻黄四两　石膏如鸡子大　杏仁半升　半夏半升
干姜二两　细辛二两　小麦一升　五味子半升

上九味，以水一斗二升，先煮小麦熟，去滓，内诸药，煮取三升。温服一升，日三服。

脉沉者，泽漆汤主之。（9）
泽漆汤方
半夏半升　紫参五两。一作紫菀　泽漆三斤，以东流水五斗，煮取一斗五升　生姜五两　白前五两　甘草　黄芩　人参　桂枝各三两

上九味，㕮咀，内泽漆汁中，煮取五升。温服五合，至夜尽。

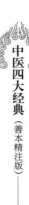

火逆上气，咽喉不利，止逆下气者，麦门冬汤主之。（10）

麦门冬汤方

麦门冬七升　半夏一升　人参二两　甘草二两　粳米三合　大枣十二枚

上六味，以水一斗二升，煮取六升。温服一升，日三夜一服。

肺痈，喘不得卧，葶苈大枣泻肺汤主之。（11）

葶苈大枣泻肺汤方

葶苈熬令黄色，捣丸如弹丸大　大枣十二枚

上先以水三升，煮枣取二升，去枣，内葶苈，煮取一升，顿服。

咳而胸满，振寒脉数，咽干不渴，时出浊唾腥臭，久久吐脓如米粥者，为肺痈，桔梗汤主之。（12）

桔梗汤方亦治血痹

桔梗一两　甘草二两

上二味，以水三升，煮取一升。分温再服，则吐脓血也。

咳而上气，此为肺胀，其人喘，目如脱状，〔**目如脱状：**形容两目胀突，如将脱出的样子。〕脉浮大者，越婢加半夏汤主

之。（13）

越婢加半夏汤方

麻黄六两　　石膏半斤　　生姜三两　　大枣十五枚　　甘草二两
半夏半升

上六味，以水六升，先煮麻黄，去上沫，内诸药，煮取
三升，分温三服。

肺胀，咳而上气，烦躁而喘，脉浮者，心下有水，小青
龙加石膏汤主之。（14）

小青龙加石膏汤方《千金》证治同，外更加胁下痛引缺盆。

麻黄　芍药　桂枝　细辛　甘草　干姜各三两　五味子
半夏各半升　石膏二两

上九味，以水一斗，先煮麻黄，去上沫，内诸药，煮取
三升。强人服一升，羸者减之，日三服，小儿服四合。

附　方

外台炙甘草汤　治肺痿涎唾多，心中温温液液者。〔温
温液液：泛恶欲吐之意。〕方见虚劳中。

千金甘草汤

甘草

上一味，以水三升，煮减半，分温三服。

千金生姜甘草汤　治肺痿咳唾涎沫不止，咽燥而渴。

生姜五两　　人参二两　　甘草四两　　大枣十五枚

上四味，以水七升，煮取三升，分温三服。

千金桂枝去芍药加皂荚汤 治肺痿吐涎沫。

桂枝 生姜各三两 甘草二两 大枣十枚 皂荚一枚，去皮子，炙焦

上五味，以水七升，微微火煮取三升，分温三服。

外台桔梗白散 治咳而胸满，振寒，脉数，咽干不渴，时出浊唾腥臭，久久吐脓如米粥者，为肺痈。

桔梗 贝母各三分 巴豆一分，去皮，熬，研如脂

上三味，为散，强人饮服半钱匕，羸者减之。病在膈上者吐脓血，膈下者泻出。若下多不止，饮冷水一杯则定。

千金苇茎汤 治咳有微热，烦满，胸中甲错，是为肺痈。

苇茎二升 薏苡仁半升 桃仁五十枚 瓜瓣半升

上四味，以水一斗，先煮苇茎得五升，去滓，内诸药，煮取二升。服一升，再服，当吐如脓。

肺痈，胸满胀，一身面目浮肿，鼻塞清涕出，不闻香臭酸辛，咳逆上气，喘鸣迫塞，葶苈大枣泻肺汤主之。方见上，三日一剂，可至三、四剂，此先服小青龙汤一剂，乃进。小青龙汤方见咳嗽门中。（15）

导读分析

一、篇名解释 ▶▶▶

本篇讨论肺痿、肺痈、咳嗽上气的脉证与治疗，三种疾病病变的部位都在肺，都有咳嗽的症状，故合为一篇讨论，以《肺痿肺痈咳嗽上气病脉证并治》为篇名。

二、文章大意 ▶▶▶

本篇主要阐述肺痿、肺痈、咳嗽上气三种疾病的证候、脉象和治疗方法。肺痿有虚寒、虚热之分，前者以吐涎沫、不渴、遗尿、小便数、脉数而实为特点，后者以吐浊唾涎沫、脉数而虚为特点；肺痈分初期与成脓期两个阶段，以咳嗽、胸痛、吐脓痰腥臭为主证，由于病变的阶段不同，临床症状也各有异同；咳嗽上气分虚实两类，以咳嗽气喘、不得卧、喉中有痰鸣声为主证。

三、结构分析 ▶▶▶

肺痿的病因病机和证治（第1、5、10条及部分附方）
- 第1条：肺痿的病因及其与肺痈的鉴别
- 第5、10条：分别讲述虚寒肺痿和虚热肺痿的证治

肺痈的病因病机、证治和预后（第2、11、12、15及部分附方）
- 第2条：肺痈的病因病机、脉证和预后
- 第11、15和12条：肺痈邪实壅滞和血腐脓溃的证治

咳嗽上气的辨证、证治和预后（第3、4、6~9、13、14条）
- 第3、4条：分别论述正气虚脱和邪实气闭的咳嗽上气的症状、治法和预后
- 第6~9、13、14条：分别论述寒饮郁肺，痰浊壅肺，寒饮夹热病邪偏表，寒饮夹热病邪偏里，饮热迫肺，外寒内饮夹热的咳嗽上气的证治

奔豚气病脉证治_{第八}

师曰：病奔豚，有吐脓，有惊怖，有火邪，〔火邪：误用烧针、艾灸、火熏等法引起的病变。〕此四部病，皆从惊发得之。（1）

师曰：奔豚病，从少腹起，上冲咽喉，发作欲死，复还止，皆从惊恐得之。（2）

奔豚气上冲胸，腹痛，往来寒热，奔豚汤主之。（3）

奔豚汤方

甘草 芎䓖 当归各二两 半夏四两 黄芩二两 生葛五两 芍药二两 生姜四两 甘李根白皮一升

上九味，以水二斗，煮取五升，温服一升，日三夜一服。

发汗后，烧针令其汗，〔烧针：即温针，针灸疗法之一。〕针处被寒，核起而赤者，必发贲豚，气从小腹上至心，灸其核上各一壮，〔一壮：灸法，每灸一艾炷为一壮。〕与桂枝加桂

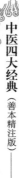

汤主之。(4)

桂枝加桂汤方

桂枝五两　芍药三两　甘草二两,炙　生姜三两　大枣十二枚

上五味，以水七升，微火煮取三升，去滓，温服一升。

发汗后，脐下悸者，〔脐下悸：指小腹部有跳的感觉；悸，即动悸。〕欲作贲豚，茯苓桂枝甘草大枣汤主之。(5)

茯苓桂枝甘草大枣汤方

茯苓半斤　甘草二两,炙　大枣十五枚　桂枝四两

上四味，以甘澜水一斗，先煮茯苓，减二升，内诸药，煮取三升，去滓，温服一升，日三服。上四味，以甘澜水法，取水二斗，置大盆内，以杓扬之，水上有珠子五六千颗相逐，取用之。

导读分析

一、篇名解释 ▶▶▶

本篇讨论奔豚气病的成因、脉证和治疗，故以《奔豚气病脉证治》为篇名。

二、文章大意 ▶▶▶

奔豚气病是一种以自觉有气从少腹上冲至咽喉，发作欲死，复还止为特点的疾病。本篇专论奔豚气病的临床症状、脉象和治疗方法。

三、结构分析 ▶▶▶

奔豚气病的成因与主证（第1、2条）
- 第1条：奔豚气病的成因——吐脓、惊怖、火邪，指出其发病与惊恐密切相关
- 第2条：讲述奔豚气病的症状——气从少腹上冲心胸咽喉，发作欲死

奔豚气病的证治（第3~5条）
- 第3条：肝郁化热奔豚的证治
- 第4条：阳虚寒逆奔豚的证治
- 第5条：阳虚饮动奔豚的证治

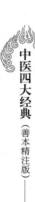
胸痹心痛短气病脉证治第九

师曰：夫脉当取太过不及，〔**太过不及**：关前阳微为不及，关后阴弦为太过。〕阳微阴弦，即胸痹而痛，所以然者，责其极虚也。今阳虚知在上焦，所以胸痹、心痛者，以其阴弦故也。（1）

平人无寒热，短气不足以息者，实也。（2）

胸痹之病，喘息咳唾，胸背痛，短气，寸口脉沉而迟，关上小紧数，栝楼薤白白酒汤主之。（3）

栝楼薤白白酒汤方

栝楼实一枚，捣　薤白半斤　白酒七升　〔**白酒**：一名"清酒"，又称"米酒"。〕

上三味，同煮，取二升，分温再服。

胸痹不得卧，〔**不得卧**：有不得平卧和不能卧寐两种意义。〕心痛彻背者，〔**心痛彻背**：心胸疼痛，痛引背部。〕栝楼薤白半夏汤主之。（4）

栝楼薤白半夏汤方

栝楼实一枚　薤白三两　半夏半斤　白酒一斗

上四味同煮，取四升。温服一升，日三服。

胸痹，心中痞气，气结在胸，胸满，胁下逆抢心，〔抢：突然、动夺之意。〕枳实薤白桂枝汤主之；人参汤亦主之。（5）

枳实薤白桂枝汤方

枳实四枚　厚朴四两　薤白半斤　桂枝一两　栝楼一枚，捣

上五味，以水五升，先煮枳实、厚朴，取二升，去滓，内诸药，煮数沸，分温三服。

人参汤方

人参　甘草　干姜　白术各三两

上四味，以水八升，煮取三升。温服一升，日三服。

胸痹，胸中气塞，短气，茯苓杏仁甘草汤主之；橘枳姜汤亦主之。（6）

茯苓杏仁甘草汤方

茯苓三两　杏仁五十个　甘草一两

上三味，以水一斗，煮取五升。温服一升，日三服。

橘皮枳实生姜汤方

橘皮一斤　枳实三两　生姜半斤

上三味，以水五升，煮取二升，分温再服。《肘后》《千金》

云，治胸痹，胸中愊愊如满，噎塞，习习如痒，喉中涩燥唾沫。

胸痹，缓急者，薏苡附子散主之。（7）

薏苡附子散方

薏苡仁十五两　大附子十枚，炮

上二味，杵为散，服方寸匕，日三服。

心中痞，诸逆心悬痛，桂枝生姜枳实汤主之。（8）

桂枝生姜枳实汤方

桂枝　生姜各三两　枳实五枚

上三味，以水六升，煮取三升，分温三服。

心痛彻背，背痛彻心，乌头赤石脂丸主之。（9）

乌头赤石脂丸方

蜀椒一两，一法二分　乌头一分，炮　附子半两，炮，一法一分

干姜一两，一法一分　赤石脂一两，一法二分

上五味，末之，蜜丸如梧子大。先食服一丸，日三服。

不知，稍加服。

附　方

九痛丸　治九种心痛。

附子三两，炮　生狼牙一两，炙香　巴豆一两，去皮心，熬，研如

脂　人参　干姜　吴茱萸各一两

上六味，末之，炼蜜丸如梧子大，酒下。强人初服三丸，日三服，弱者二丸。兼治卒中恶，腹胀痛，口不能言；又治连年积冷，流注，心胸痛，并冷肿上气，落马、坠车、血疾等，皆主之。忌口如常法。

导读分析

一、篇名解释 ▶▶▶

因胸痹、心痛两者病位相临近，短气又是胸痹的并发症，故合为一篇讨论，以《胸痹心痛短气病脉证治》为篇名。

二、文章大意 ▶▶▶

本篇主要阐述胸痹、心痛、短气病的证候、脉象以及治法。胸痹，是以胸膈痞塞满闷、胸膺内外疼痛为主要临床表现的疾病；心痛是以心、胸、上腹部疼痛为主要临床证候；短气是胸痹病的一个伴随症状。

三、结构分析 ▶▶▶

胸痹心痛的病因病机（第1、2条）：指出其基本病机为正虚邪实

胸痹的证治（第3～7条）：分别论述胸痹主证、重证、虚实证、轻证、急证的证治

心痛的证治（第8、9条及附方）：分别论述心痛轻证和重证的证治

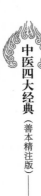

腹满寒疝宿食病脉证治第十

　　趺阳脉微弦，法当腹满，不满者必便难，两胠疼痛，〔胠：音"qū"，胁的上部与腋的下部相交接的地方，叫做"胠"。〕此虚寒从下上也，当以温药服之。（1）

　　病者腹满，按之不痛为虚，痛者为实，可下之；舌黄未下者，下之黄自去。（2）

　　腹满时减，复如故，此为寒，当与温药。（3）

　　病者痿黄，躁而不渴，胸中寒实而利不止者，死。（4）

　　寸口脉弦者，即胁下拘急而痛，其人啬啬恶寒也。〔啬啬：形容瑟缩畏寒的样子。〕（5）

　　夫中寒家，〔寒家：素体虚寒之人。〕喜欠，〔欠：打哈欠。〕其人清涕出，发热色和者，善嚏。（6）

　　中寒，其人下利，以里虚也，欲嚏不能，此人肚中寒—

云痛。（7）

夫瘦人绕脐痛，必有风冷，谷气不行，〔**谷气不行**：谷食不能消化，寓有大便不通的症状在内。〕而反下之，其气必冲。不冲者，心下则痞。（8）

病腹满，发热十日，脉浮而数，饮食如故，厚朴七物汤主之。（9）

厚朴七物汤方

厚朴半斤　甘草　大黄各三两　大枣十枚　枳实五枚　桂枝二两　生姜五两

上七味，以水一斗，煮取四升，温服八合，日三服。呕者加半夏五合；下利去大黄；寒多者，加生姜至半斤。

腹中寒气，雷鸣切痛，胸胁逆满，呕吐，附子粳米汤主之。（10）

附子粳米汤方

附子一枚，炮　半夏半升　甘草一两　大枣十枚　粳米半升

上五味，以水八升，煮米熟，汤成，去滓。温服一升，三日服。

痛而闭者，〔**闭**：大便不通。〕厚朴三物汤主之。（11）

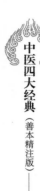

厚朴三物汤方

厚朴八两　　大黄四两　　枳实五枚

上三味，以水一斗二升，先煮二味，取五升，内大黄，煮取三升。温服一升，以利为度。

按之心下满痛者，此为实也，当下之，宜大柴胡汤。（12）

大柴胡汤方

柴胡半斤　黄芩三两　芍药三两　半夏半升，洗　枳实四枚，炙　大黄二两　大枣十二枚　生姜五两

上八味，以水一斗二升，煮取六升，去滓再煎。温服一升，日三服。

腹满不减，减不足言，当须下之，宜大承气汤。（13）

大承气汤方 见前痉病中

大黄四两，酒洗　厚朴半斤，去皮，炙　枳实五枚，炙　芒硝三合

上四味，以水一斗，先煮二物，取五升，去滓，内大黄，煮取二升，内芒硝，更上微火一二沸。分温再服，得下，余勿服。

心胸中大寒痛，呕不能饮食，腹中寒，上冲皮起，出见有头足，〔**出见有头足**：腹中寒气上冲，出现似有头足的包块。〕

188

上下痛而不可触近，大建中汤主之。（14）

大建中汤方

蜀椒二合，炒，去汗　干姜四两　人参二两

上三味，以水四升，煮取二升，去滓，内胶饴一升，微火煎取一升半。分温再服，如一炊顷，可饮粥二升，后更服，当一日食糜，温覆之。

胁下偏痛，发热，其脉紧弦，此寒也；以温药下之，宜大黄附子汤。（15）

大黄附子汤方

大黄三两　附子三枚，炮　细辛二两

上三味，以水五升，煮取二升，分温三服。若强人煮二升半，分温三服。服后如人行四五里，进一服。

寒气厥逆，赤丸主之。（16）

赤丸方

茯苓四两　乌头二两，炮　半夏四两，洗。一方用桂　细辛一两。《千金》作人参

上四味，末之，内真朱为色，炼蜜丸如麻子大。先食酒饮下三丸，日夜一服；不知，稍增之，以知为度。

腹痛，脉弦而紧，弦则卫气不行，即恶寒，紧则不欲食，邪正相搏，即为寒疝。寒疝绕脐痛，若发则白津出，

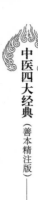

〔白津：指剧烈疼痛所致的冷汗。〕手足厥冷，其脉沉弦者，大乌头煎主之。(17)

大乌头煎方

乌头大者五枚，熬，去皮，不咬咀

上以水三升，煮取一升，去，内蜜二升，煎令水气尽，取二升。强人服七合，弱人服五合。不差，明日更服，<u>不可一日再服</u>。〔**不可一日再服：**不可一日服用两次。〕

寒疝腹中痛，及胁痛里急者，当归生姜羊肉汤主之。(18)

当归生姜羊肉汤方

当归三两　生姜五两　羊肉一斤

上三味，以水八升，煮取三升，温服七合，日三服。若寒多者，加生姜成一斤；痛多而呕者，加橘皮二两、白术一两。加生姜者，亦加水五升，煮取三升二合，服之。

寒疝腹中痛，逆冷，手足不仁，若身疼痛，灸刺诸药不能治，抵当乌头桂枝汤主之。(19)

乌头桂枝汤方

乌头

上一味，以蜜二斤，煎减半，去滓，以桂枝汤五合解之，得一升后，初服二合；不知，即取三合；又不知，复加至五合；其知者，如醉状，得吐者，为中病。

桂枝汤方

桂枝三两，去皮　芍药三两　甘草二两，炙　生姜三两　大枣十二枚

上五味，剉，以水七升，微火煮取三升，去滓。

其脉数而紧乃弦，状如弓弦，按之不移；脉数弦者，当下其寒。脉紧大而迟者，必心下坚；脉大而紧者，阳中有阴，可下之。(20)

附　方

外台乌头汤　治寒疝腹中绞痛，贼风入攻五藏，拘急不得转侧，发作有时，使人阴缩，手足厥逆。

乌头十五枚，炮　芍药四两　甘草二两　大枣十枚　老姜一斤桂心六两

上六味，咬咀，以水七升煮五物，取三升，去滓；别取乌头去皮四破，蜜二升，微火煎令减五六合，内汤中煮两小沸，去滓，服一合，日三，闲食，强人三合。以如醉状为知，不知增之。

外台柴胡桂枝汤方　治心腹卒中痛者。

柴胡四两　黄芩　人参　芍药　桂枝　生姜各一两半　甘草一两　半夏二合半　大枣六枚

上九味，以水六升，煮取三升，温服一升，日三服。

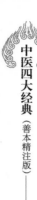

外台走马汤 〔走马：形容病情急速和药效迅猛，捷如奔马，故名。〕治中恶心痛腹胀，大便不通。〔**中恶**：病名，俗称"绞肠乌痧"；有忽然扑倒，精神昏乱，颜面发黑，心腹痛，胀满，大便不通等症。伴吐血、衄血症状的，称"鬼击"；伴喘咳气息急迫症状的，称"飞尸"；伴腹脐绞痛，上冲心胸胀闷症状的，则称"寒疝"。〕

巴豆二枚，去皮心，熬　　杏仁二枚

上二味，以绵缠搥令碎，热汤二合，捻取白汁饮之，当下，老小量之。通治飞尸鬼击病。

问曰：人病有宿食，何以别之？师曰：寸口脉浮而大，按之反涩，尺中亦微而涩，故知有宿食，大承气汤主之。（21）

脉数而滑者，实也，此有宿食，下之愈，宜大承气汤。（22）

下利不饮食者，有宿食也，当下之，宜大承气汤。（23）
大承气汤方见前痉病中

宿食在上脘，当吐之，宜瓜蒂散。（24）
瓜蒂散方

瓜蒂一分，熬黄　　赤小豆一分，煮

上二味，杵为散，以香豉七合煮取汁，和散一钱匕，温服之。不吐者少加之，以快吐为度而止。亡血及虚者，不可与之。

脉紧如转索无常者，有宿食也。（25）

脉紧，头痛风寒，腹中有宿食不化也。一云寸口脉紧。（26）

导读分析

一、篇名解释 ▶▶▶

本篇讨论腹满、寒疝、宿食病的脉象、证候及其治疗，三种疾病的证候、脉象和治疗方法有相似之处，症状均有腹部胀满或疼痛，治法可互参，故本篇将腹满、寒疝、宿食合为一篇讨论，以《腹满寒疝宿食病脉证治》为篇名。

二、文章大意 ▶▶▶

本篇主要讨论腹满、寒疝、宿食病的脉证和治疗。腹满是以腹部胀满为主要表现的一种证候；寒疝是以阴寒性腹痛为主要症状的疾病；宿食是指因食积停滞胃脘而引起的一种疾病。

三、结构分析▶▶▶

- **腹满病（第1~7、9~16、20条）**
  - **腹满的辨证和治则（第1~7、20条）**
    - 虚寒证
      - 第1、3条：虚寒性腹满的病机、辨证和治则
      - 第5~7条：分别论述腹满表里俱寒的主证、轻证、重证
    - 实热证（第2条）：腹满实证的治法及其虚实鉴别
    - 实寒证
      - 第4条：腹满寒实内结伴里阳衰竭重证的症状和预后
      - 第20条：腹满寒实证的脉象和治法
  - **腹满的证治（第9~16条）**
    - 虚寒证
      - 第10条：中焦虚寒水饮内停的腹满的证治
      - 第14条：虚寒性腹满痛的证治
      - 第16条：寒饮并发厥逆的证治
    - 实热证
      - 表里同病
        - 第9条：腹满里实兼表寒的证治
        - 第12条：里实兼少阳证的心下满痛的证治
      - 第11条：腹满大便闭（胀重于积）的证治
      - 第13条：腹满积胀俱重的证治
    - 实寒证（第15条）：寒实内结腹满痛的证治
  - **寒疝病（第8、17~19条及附方）**
    - 寒疝病的主要脉证（第17条）
    - 寒疝病的证治（第17~19条）
      - 第17条：阴寒痼结寒疝病的证治
      - 第18条：血虚内寒寒疝病的证治
      - 第19条：寒疝兼表的证治
    - 寒疝病的误治变证（第8条）
  - **宿食病（第21~26条）**
    - 宿食病的主要脉证（第25、26条）
    - 宿食病的证治（第21~24条）
      - 第21~23条：宿食在下的证治
      - 第24条：宿食在上的证治

五脏风寒积聚病脉证并治第十一

肺中风者，口燥而喘，身运而重，〔**身运**：身体动摇，不能自主。〕冒而肿胀。（1）

肺中寒，吐浊涕。（2）

肺伤者，其人劳倦则咳唾血，其脉细紧伏浮数，皆吐血，此为躁扰嗔怒得之，肺伤气壅所致也。（3）

肺死脏，浮之虚，按之弱如葱叶，下无根者，死。（4）

肝中风者，头目瞤，〔**瞤**：肌肉跳动也。〕两胁痛，行常伛，〔**行常伛**：常曲背而行。〕令人嗜甘。（5）

肝中寒者，两臂不举，舌本燥，〔**舌本**：舌根。〕喜太息，〔**太息**：叹长气。〕胸中痛，不得转侧，食则吐而汗出也。《脉经》《千金》云：时盗汗，咳，食已吐其汁。（6）

肝伤者，其人脱肉，〔**脱肉**：肌肉瘦削。〕又卧，口欲得

张，时时手足青，目瞑瞳人痛，此为肝脏伤所致也。（7）

肝死脏，浮之弱，按之<u>如索</u>不来，〔**如索**：脉搏重按如绳索一样。〕或曲如蛇行者，死。（8）

肝着，其人常欲蹈其胸上，〔蹈：当系"搯"字之误；"搯"，音"tāo"。《说文》："搯，叩也"，即叩胸。〕，先未苦时，〔**先未苦时**：疾苦未发作的时候。〕但欲饮热，旋覆花汤主之。（9）

旋覆花汤方

旋覆花三两　葱十四茎　　新绛少许

上三味，以水三升，煮取一升，顿服。

心中风者，翕翕发热，不能起，心中饥，食即呕吐。（10）

心中寒者，其人苦病心如啖蒜状，〔**啖**：音"dàn"，"吃"的意思。〕剧者心痛彻背，背痛彻心，譬如蛊注；其脉浮者，自吐乃愈。（11）

心伤者，其人劳倦，即头面赤而下重，心中痛而自烦，发热，当脐跳，其脉弦，此为心脏伤所致也。（12）

心死脏，浮之实如丸豆，〔**丸豆**：丹波元简说，"丸谓弹丸，豆谓菽也"，指脉乱如丸豆之动摇。〕按之益躁疾者，死。（13）

邪哭使魂魄不安者，〔**邪哭**：精神失常的哭泣，如有邪怪支配一样。〕血气少也；血气少者属于心，心气虚者，其人则畏，合目欲眠，梦远行，而精神离散，魂魄妄行。阴气衰者为癫，阳气衰者为狂。（14）

脾中风者，翕翕发热，形如醉人，腹中烦重，皮目眲眲而短气。（15）

脾死脏，浮之大坚，按之如覆杯洁洁，〔**洁洁**：形容切脉重按中空之象。〕状如摇者，死。〔**状如摇者**：形容脉象躁疾不宁。〕臣亿等详五脏各有中风、中寒，今脾只载中风，肾中风、中寒俱不载者，以医古文简乱极多，去古既远，无文可以补缀也。（16）

趺阳脉浮而涩，〔**趺阳脉**：又称冲阳脉，切脉部位之一，位于足背胫前动脉搏动处，属足阳明胃经。〕浮则胃气强，涩则小便数，浮涩相搏，大便则坚，其脾为约，〔**脾为约**：胃强脾弱，脾为胃所制约。〕麻子仁丸主之。（17）

麻子仁丸方

麻子仁二升　芍药半升　枳实一斤　大黄一斤　厚朴一尺，去皮　杏仁一升，去皮尖，熬，别作脂

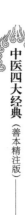
上六味，末之，炼蜜和丸梧子大。饮服十丸，日三服，渐加，以知为度。

肾著之病，〔著：同"贮"，聚积。〕其人身体重，腰中冷，如坐水中，形如水状，反不渴，小便自利，饮食如故，病属下焦，身劳汗出，衣—作表里冷湿，久久得之，腰以下冷痛，腹重如带五千钱，甘姜苓术汤主之。（18）

甘草干姜茯苓白术汤方

甘草　白术各二两　干姜　茯苓各四两

上四味，以水五升，煮取三升。分温三服，腰中即温。

肾死脏，浮之坚，按之乱如转丸，益下入尺中者，死。（19）

问曰：三焦竭部，〔**三焦竭部**：三焦阳气虚竭的部位。〕上焦竭善噫，何谓也？师曰：上焦受中焦气未和，不能消谷，故能噫耳。下焦竭，即遗溺失便，其气不和，不能自禁制，不须治，久则愈。（20）

师曰：热在上焦者，因咳为肺痿；热在中焦者，则为坚；热在下焦者，则尿血，亦令淋秘不通。〔淋：小便淋漓涩痛。秘：癃闭，小便不通。〕大肠有寒者，多鹜溏；〔鹜溏：鹜，鸭；鸭溏，形容大便水粪杂下的样子。〕有热者，便肠垢；〔便肠

垢：黏液垢腻的粪便。〕小肠有寒者，其人下重便血；有热者，必痔。〔痔：痔疮。〕（21）

问曰：病有积、有聚、有槃气，〔槃气：食气。〕何谓也？师曰：积者，藏病也，终不移；聚者，腑病也，发作有时，展转痛移，为可治；槃气者，胁下痛，按之则愈，复发，为槃气。诸积大法，脉来细而附骨者，乃积也。寸口积在胸中；微出寸口，积在喉中；关上，积在脐旁；上关上，积在心下；微下关，积在少腹。尺中，积在气冲；〔气冲：气街，穴名，在鼠蹊穴上一寸，在腹部脐下五寸，旁开二寸。这里代表部位。〕脉出左，积在左；脉出右，积在右；脉两出，积在中央。各以其部处之。（22）

导读分析

一、篇名解释 ▶▶▶

本篇讨论五脏病（中风、中寒、真脏脉、五脏病）、三焦病及脏腑积聚等病证的脉象、证候及其治疗方法，所述病证都以脏腑进行分类，故合为一篇，以《五脏风寒积聚病脉证并治》为篇名。

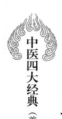
二、文章大意 ▶▶▶

　　本篇主要阐述五脏病（中风、中寒、真脏脉、五脏病）、三焦各部病变及脏腑积聚等病的脉证与治法，还指出了本篇中论及的中风、中寒并非《伤寒论》中太阳病的中风和伤寒，因为太阳病发病的病位在皮肤、肌腠、经输营卫，属于外感病；同时指出其与本书中的《中风历节病脉证并治》中的半身不遂之"中风"也有显著区别。

三、结构分析 ▶▶▶

五脏风寒的症状
（第1、2、5、6、
10、11、15条）
　　第1、5、10、15条：分别论述肺、肝、心、脾脏中风的症状
　　第2、6、11条：分别论述肺、肝、心脏中寒的症状

五脏病的证治举例（第3、7、9、12、14、17、18条）：分别列举了肺伤、肝伤、肝着、心伤、癫狂、脾约、肾着等五脏病的证治

五脏死脉（第4、8、13、16、19条）：分别论述了肺死脏、肝死脏、心死脏、脾死脏、肾死脏的脉象

三焦病证的证候
（第20、21条）
　　第20条：论述上中下三焦各部脏腑因功能衰退而发生的病变
　　第21条：论述了热在三焦和大小肠寒热的证候

积、聚、蘖气病（第22条）：论述了积、聚、蘖气的证候及其鉴别，并指出根据脉象来判断积病的部位的方法

痰饮咳嗽病脉证并治第十二

问曰：夫饮有四，何谓也？师曰：有痰饮，有悬饮，有溢饮，有支饮。（1）

问曰：四饮何以为异？师曰：其人素盛今瘦，〔**素盛今瘦**：患者平素身体肥盛，现在比较消瘦。〕水走肠间，沥沥有声，〔**沥沥**：形容水走肠间的响声。〕谓之痰饮；饮后水流在胁下，咳唾引痛，〔**引痛**：咳嗽时，牵引胸胁作痛。〕谓之悬饮；饮水流行，归于四肢，当汗出而不汗出，身体疼重，谓之溢饮；咳逆倚息，短气不得卧，其形如肿，谓之支饮。（2）

水在心，〔**水在心**：水饮影响于心。〕心下坚筑，〔**心下坚筑**：心下坚满，悸动有力。〕短气，恶水不欲饮。（3）

水在肺，吐涎沫，欲饮水。（4）

水在脾，少气身重。（5）

水在肝，胁下支满，〔**支满**：支撑胀满。〕嚏而痛。（6）

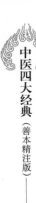

水在肾，心下悸。（7）

夫心下有留饮，其人背寒冷如手掌大。（8）

留饮者，胁下痛引缺盆，〔**缺盆**：在颈下两旁锁骨上缘的凹陷处。〕咳嗽则辄已—作转甚。（9）

胸中有留饮，其人短气而渴，四肢历节痛。脉沉者，有留饮。（10）

膈上病痰，满喘咳吐，发则寒热，背痛腰疼，目泣自出，〔**目泣自出**：痰喘剧咳，气逆而甚，则使眼泪自出。〕其人振振身瞤剧，〔**振振身瞤剧**：形容咳时身体努力振振而摇，坐立不稳之状。〕必有伏饮。〔**伏饮**：水饮伏于内，而有巢囊，不易治愈。〕（11）

夫病人饮水多，必暴喘满。〔**暴喘满**：气喘满之急性发作；暴，卒暴。〕凡食少饮多，水停心下，甚者则悸，微者短气。脉双弦者，寒也，〔**双弦**：两手脉弦。〕皆大下后善虚；脉偏弦者，饮也。〔**偏弦**：一手脉弦。〕（12）

肺饮不弦，但苦喘短气。（13）

支饮亦喘而不能卧，加短气，其脉平也。（14）

病痰饮者，当以温药和之。（15）

心下有痰饮，胸胁支满，目眩，苓桂术甘汤主之。（16）

茯苓桂枝白术甘草汤方

茯苓_{四两}　桂枝　白术_{各三两}　甘草_{二两}

上四味，以水六升，煮取三升。分温三服，小便则利。

夫短气有微饮，当从小便去之，苓桂术甘汤主之_{方见上}；肾气丸亦主之_{方见妇人杂病中}。（17）

病者脉伏，其人欲自利，利反快，虽利，心下续坚满，此为留饮欲去故也；甘遂半夏汤主之。（18）

甘遂半夏汤方

甘遂_{大者，三枚}　半夏_{十二枚，以水一升，煮取半升，去滓}　芍药_{五枚}　甘草_{如指大一枚，炙。一本作无。}

上四味，以水二升，煮取半升，去滓，以蜜半升，和药汁煎取八合，顿服。

脉浮而细滑，伤饮。（19）

脉弦数，有寒饮，冬夏难治。（20）

脉沉而弦者，悬饮内痛。〔**内痛**：胸胁内引痛。〕（21）

病悬饮者，十枣汤主之。（22）

十枣汤方

芫花_熬　甘遂　大戟_{各等分}

上三味，捣筛，以水一升五合，先煮肥大枣十枚，取八合，去滓，内药末。强人服一钱匕，羸人服半钱，平旦温服之；不下者，明日更加半钱。得快下后，糜粥自养。

病溢饮者，当发其汗，大青龙汤主之；小青龙汤亦主之。（23）

大青龙汤方

麻黄_{六两，去节}　桂枝_{二两，去皮}　甘草_{二两，炙}　杏仁_{四十个，去皮尖}　生姜_{三两，切}　大枣_{十二枚}　石膏_{如鸡子大，碎}

上七味，以水九升，先煮麻黄，减二升，去上沫，内诸药，煮取三升，去滓。温服一升，取微似汗。汗多者，温粉粉之。

小青龙汤方

麻黄_{三两，去节}　芍药_{三两}　五味子_{半升}　干姜_{三两}　甘草_{三两，炙}　细辛_{三两}　桂枝_{三两，去皮}　半夏_{半升，汤洗}

上八味，以水一斗，先煮麻黄，减二升，去上沫，内诸药，煮取三升，去滓，温服一升。

膈间支饮，其人喘满，心下痞坚，面色黧黑，〔黧黑：黑而晦暗的颜色。〕其脉沉紧；得之数十日，医吐下之不愈，木防己汤主之。虚者即愈，实者三日复发。复与不愈者，宜木防己汤去石膏加茯苓芒硝汤主之。（24）

木防己汤方

木防己三两　石膏十二枚，如鸡子大　桂枝二两　人参四两

上四味，以水六升，煮取二升，分温再服。

木防己去石膏加茯苓芒硝汤方

木防己　桂枝各二两　人参　茯苓各四两　芒硝三合

上五味，以水六升，煮取二升，去滓，内芒硝，再微煎。分温再服，微利则愈。

心下有支饮，其人苦冒眩，泽泻汤主之。（25）

泽泻汤方

泽泻五两　白术二两

上二味，以水二升，煮取一升，分温再服。

支饮胸满者，厚朴大黄汤主之。（26）

厚朴大黄汤方

厚朴一尺　大黄六两　枳实四枚

上三味，以水五升，煮取二升，分温再服。

支饮不得息，葶苈大枣泻肺汤主之。方见肺痈中。（27）

呕家本渴，渴者为欲解；今反不渴，心下有支饮故也，小半夏汤主之。《千金》云：小半夏加茯苓汤。（28）

小半夏汤方

半夏一升 生姜半斤

上二味，以水七升，煮取一升半，分温再服。

腹满，口舌干燥，此肠间有水气，己椒苈黄丸主之。（29）

防己椒目葶苈大黄丸方

防己 椒目 葶苈熬 大黄各一两

上四味，末之，蜜丸如梧子大，先食饮服一丸，日三服，稍增，口中有津液；渴者，加芒硝半两。

卒呕吐，〔卒呕吐：突然呕吐。〕心下痞，膈间有水，眩悸者，〔眩悸：头昏目眩，心悸而不安。〕小半夏加茯苓汤主之。（30）

小半夏加茯苓汤方

半夏一升 生姜半斤 茯苓三两，一法四两

上三味，以水七升，煮取一升五合，分温再服。

假令瘦人脐下有悸，吐涎沫而癫眩，〔癫眩：当作"颠眩"，即颠倒眩晕。〕此水也，五苓散主之。（31）

五苓散方

泽泻一两一分　猪苓三分，去皮　茯苓三分　白术三分　桂枝二分，去皮

上五味，为末，白饮服方寸匕，日三服，多饮暖水，汗出愈。

附　方

外台茯苓饮　治心胸中有停痰宿水，自吐出水后，心胸间虚，气满不能食，消痰气，令能食。

茯苓　人参　白术各三两　枳实二两　橘皮二两半　生姜四两

上六味，水六升，煮取一升八合。分温三服，如人行八九里，进之。

咳家其脉弦，为有水，十枣汤主之。方见上。（32）

夫有支饮家，咳烦胸中痛者，不卒死，至一百日或一岁，宜十枣汤。方见上。（33）

久咳数岁，其脉弱者，可治，实大数者，死。其脉虚者，必苦冒，其人本有支饮在胸中故也；治属饮家。（34）

咳逆倚息，不得卧，小青龙汤主之。方见上。（35）

青龙汤下已，多唾口燥，寸脉沉，尺脉微，手足厥逆，气从小腹上冲胸咽，手足痹，**其面翕热如醉状，**〔**其面翕热如醉状：**指面红而热，如醉酒状。〕因复**下流阴股，**〔**下流阴股：**指虚火冲气下流到两腿的内侧。〕小便难，时复冒者，与茯苓桂枝五味子甘草汤，治其气冲。（36）

桂枝茯苓五味甘草汤方

茯苓四两　桂枝四两，去皮　甘草三两，炙　五味子半升

上四味，以水八升，煮取三升，去滓，分温三服。

冲气即低，而反更咳，胸满者，用桂苓五味甘草汤，去桂加干姜、细辛，以治其咳满。（37）

苓甘五味姜辛汤方

茯苓四两　甘草　干姜　细辛各三两　五味子半升

上五味，以水八升，煮取三升，去滓，温服半升，日三服。

咳满即止，而更复渴，冲气复发者，以细辛、干姜为热药也；服之当遂渴，而渴反止者，为支饮也；支饮者，法当冒，冒者，必呕，呕者，复内半夏，以去其水。（38）

桂苓五味甘草去桂加干姜细辛半夏汤方

茯苓四两　甘草　细辛　干姜各二两　五味子　半夏各半升

上六味，以水八升，煮取三升，去滓，温服半升，日三服。

水去呕止，其人形肿者，加杏仁主之。其证应内麻黄，以其人遂痹，故不内之；若逆而内之者，必厥。所以然者，以其人血虚，麻黄发其阳故也。（39）

苓甘五味加姜辛半夏杏仁汤方

茯苓四两　甘草三两　五味子半升　干姜三两　细辛三两半夏半升　杏仁半升，去皮尖

上七味，以水一斗，煮取三升，去滓，温服半升，日三服。

若面热如醉，此为胃热上冲熏其面，加大黄以利之。（40）

苓甘五味加姜辛半杏大黄汤方

茯苓四两　甘草三两　五味子半升　干姜三两　细辛三两半夏半升　杏仁半升　大黄三两

上八味，以水一斗，煮取三升，去滓，温服半升，日三服。

先渴后呕，为水停心下，此属饮家，小半夏加茯苓汤主之。方见上。（41）

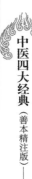

导读分析

一、篇名解释 ▶▶▶

　　本篇讨论痰饮及咳嗽两种疾病的脉象、病证及其治疗方法，故以《痰饮咳嗽病脉证》为篇名。

二、文章大意 ▶▶▶

　　本篇主要阐述广义痰饮病，包括狭义的痰饮、悬饮、溢饮及支饮四种类型痰饮病的脉象、病证和治疗方法。本篇所论咳嗽，是痰饮病引起的一个临床症状，不包括所有咳嗽。

三、结构分析 ▶▶▶

痰饮咳嗽病的成因、脉证及分类
- 痰饮的成因及主证（第12、19条）
- 痰饮的分类（痰饮、悬饮、溢饮、支饮）及脉证（第1、2、13、14条）
- 水饮波及五脏的证候（第3～7条）
- 饮留心下、胁下、胸中、四肢的脉证（第8～10条）
- 伏饮发作前后的症状（第11条）

痰饮的治疗原则——当以温药和之（第15条）

痰饮的证治
- 痰饮的证治（第16～18、29、31、41条）：分别论述了饮停心下、饮及脾肾、下焦饮逆、饮逆致呕、留饮欲去、肠间饮聚成实的证治
- 悬饮的证治（第21、22条）
- 溢饮的证治（第23条）
- 支饮的证治（第20、24～28、30、32～40条）：分别论述了膈间支饮（24条）、支饮冒眩（25条）、支饮腹满（26条）、支饮不得息（27条）、支饮呕吐（28、30条）、支饮咳嗽（32、33条）的证治，以及支饮的随证施治（第35～40条）和支饮的预后（第20、34条）

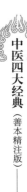

消渴小便不利淋病脉证并治第十三

厥阴之为病，消渴，气上冲心，心中疼热，饥而不欲食，食即吐蛔，下之不肯止。（1）

寸口脉浮而迟，浮即为虚，迟即为劳，虚则卫气不足，劳则荣气竭。趺阳脉浮而数，浮即为气，数即为消谷而大坚一作紧，气盛则溲数，溲数即坚，坚数相搏，即为消渴。（2）

男子消渴，小便反多，以饮一斗，小便一斗，肾气丸主之。方见妇人杂病中。（3）

脉浮，小便不利，微热消渴者，宜利小便，发汗，五苓散主之。方见上。（4）

渴欲饮水，水入则吐者，名曰水逆，五苓散主之。方见上。（5）

渴欲饮水不止者，文蛤散主之。（6）

文蛤散方

文蛤五两

上一味，杵为散，以沸汤五合，和服方寸匕。

淋之为病，小便如粟状，小腹弦急，痛引脐中。（7）

趺阳脉数，胃中有热，即消谷引食，大便必坚，小便即数。（8）

淋家不可发汗，发汗则必便血。（9）

小便不利者，有水气，其人若渴，栝楼瞿麦丸主之。（10）

栝楼瞿麦丸方

栝楼根二两　茯苓　薯蓣各三两　附子一枚，炮　瞿麦一两

上五味，末之，炼蜜丸梧子大。饮服三丸，日三服，不知，增至七八丸；以小便利，腹中温为知。

小便不利，蒲灰散主之；滑石白鱼散、茯苓戎盐汤并主之。（11）

蒲灰散方

蒲灰七分　滑石三分

上二味，杵为散，饮服方寸匕，日三服。

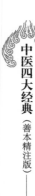

滑石白鱼散方

滑石二分　乱发二分，烧　白鱼二分

上三味，杵为散，饮服方寸匕，日三服。

茯苓戎盐汤方

茯苓半斤　白术二两　戎盐弹丸大，一枚

上三味，先将茯苓、白术煎成，入戎盐再煎，分温三服。

渴欲饮水，口干舌燥者，白虎加人参汤主之。方见中暍篇。(12)

脉浮，发热，渴欲饮水，小便不利者，猪苓汤主之。(13)

猪苓汤方

猪苓去皮　茯苓　阿胶　滑石　泽泻各一两

上五味，以水四升，先煮四味，取二升，去滓，内胶烊消，温服七合，日三服。

导读分析

一、篇名解释 ▶▶▶

本篇讨论消渴、小便不利的脉象、证候及其治疗方法，以及淋病的主症和治疗禁忌。因口渴和小便不利是此三种疾病的共有证候，其病变部位主要在肾与膀胱，篇中所出的方剂往往可以互相通用，故合为一篇讨论，以《消渴小便不利淋病脉证并治》为篇名。

二、文章大意 ▶▶▶

本篇主要论述消渴、小便不利、淋病的证治。消渴病以多饮、多食、多尿和形体消瘦为主要临床表现；小便不利，即指小便量少或排尿困难，一般无痛感，是多种疾病的一个症状；淋病，表现为小便淋漓涩痛。本篇治疗消渴病所创的方剂奠定了后世三消证的治疗基础。

三、结构分析 ▶▶▶

消渴病的病机、脉证、辨证论治和治疗禁忌

    消渴病的病机、脉证（第2、8条）

    消渴病的治疗禁忌（第1条）

    消渴病的辨证论治（第3、6、12条）：分别论述了肾虚消渴（下消）、热盛伤津消渴（上消）和津亏内热渴饮不止消渴的证治

小便不利的证治：分别论述了表邪夹水（第4条），水逆变证（第5条），上燥下寒（第10条），湿热夹瘀、脾肾亏虚（第11条），水热伤阴（第13条）等证型的小便不利的证治

淋病的主症和治疗禁忌（第7、9条）

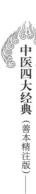

水气病脉证并治第十四

师曰：病有风水、有皮水、有正水、有石水、有黄汗。风水，其脉自浮，外证骨节疼痛，恶风。皮水，其脉亦浮，外证胕肿，〔胕肿：胕，音"fū"，与"肤"通；胕肿，指皮肤浮肿。《素问·水热穴论》："上下溢于皮肤，故曰胕肿，胕肿者，聚水而成病也。"〕按之没指，不恶风，其腹如鼓，不渴，当发其汗；正水，其脉沉迟，外证自喘；石水，其脉自沉，外证腹满不喘；黄汗，其脉沉迟，身发热，胸满，四肢头面肿，久不愈，必致痈脓。（1）

脉浮而洪，浮则为风，洪则为气，风气相搏。风强则为隐疹，〔风强：风邪盛。隐疹：风疹；亦见于《中风历节病脉证并治第五》："邪气中经，则身痒而隐疹。"〕身体为痒，痒为泄风，〔泄风：隐疹身痒，是风邪外泄的现象，所以叫"泄风"。〕久为痂癞；〔痂癞：形容隐疹长久不愈，化脓结痂，有如癞疾的样子。〕气强则为水，〔气强：水气盛。〕难以俯仰。〔俛：同"俯"。〕风气相击，身体洪肿，〔洪肿：指全身浮肿严重；洪，大水之称。〕汗出乃愈。恶风则虚，此为风水；不恶风者，小便通利，上焦有寒，其口多涎，此为黄汗。（2）

寸口脉沉滑者，中有水气，面目肿大，有热，名曰风水。视人之目窠上微臃，〔**微臃**：两眼胞轻微浮肿。〕如蚕新卧起状，其颈脉动，〔**颈脉**：颈部人迎脉。〕时时咳，按其手足上，陷而不起者，风水。（3）

太阳病，脉浮而紧，法当骨节疼痛；反不疼，身体反重而酸，其人不渴，汗出即愈，此为风水；恶寒者，此为极虚，发汗得之。渴而不恶寒者，此为皮水。身肿而冷，状如周痹，〔**周痹**：病名，痹病的一种，其证周身上下游走作痛。〕胸中窒，不能食，反聚痛，暮躁不得眠，此为黄汗。痛在骨节，咳而喘，不渴者，此为脾胀，其状如肿，发汗即愈。然诸病此者，渴而下利，小便数者，皆不可发汗。（4）

里水者，〔**里水**：水从里积而溢于外。〕一身面目黄肿，〔**黄肿**：与皮水不同，指水在皮内，色黄肿胀。〕其脉沉，小便不利，故令病水；假如小便自利，此亡津液，故令渴也；越婢加术汤主之。方见中风。（5）

趺阳脉当伏，今反紧，本自有寒，疝瘕，腹中痛，医反下之，下之即胸满短气。（6）

趺阳脉当伏，今反数，本自有热，消谷，小便数，今反不利，此欲作水。（7）

217

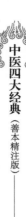

寸口脉浮而迟，浮脉则热，迟脉则潜，〔潜：气潜于下。〕热潜相搏，名曰沉；〔沉：元气沉而不举。〕趺阳脉浮而数，浮脉即热，数脉即止，〔止：水谷精微停止于中，不能运化。〕热止相搏，名曰伏；〔伏：潜伏不升。〕沉伏相搏，名曰水。沉则脉络虚，伏则小便难，虚难相搏，水走皮肤，即为水矣。（8）

寸口脉弦而紧，弦则卫气不行，即恶寒，水不沾流，〔水不沾流：水不流溢。〕走于肠间。（9）

少阴脉紧而沉，紧则为痛，沉则为水，小便即难。（10）

脉得诸沉，当责有水，身体肿重；水病脉出者，死。（11）

夫水病人，目下有卧蚕，〔目下有卧蚕：形容下眼胞水肿如蚕。〕面目鲜泽，〔鲜泽：新鲜而光亮。〕脉伏，其人消渴。病水腹大，小便不利，其脉沉绝者，〔沉绝：脉沉之甚而近于绝。〕有水，可下之。（12）

问曰：病下利后，渴饮水，小便不利，腹满阴肿者，何也？答曰：此法当病水；若小便自利及汗出者，自当愈。（13）

心水者，其身重而少气，不得卧，烦而躁，其人阴肿。（14）

肝水者，其腹大，不能自转侧，胁下腹痛，时时津液微生，〔**时时津液微生**：口中常常生出一点津液。〕小便续通。〔**小便续通**：小便有时不利，有时续通。〕（15）

肺水者，其身肿，小便难，时时鸭溏。〔**鸭溏**：大便中水粪混杂。〕（16）

脾水者，其腹大，四肢苦重，津液不生，但苦少气，小便难。（17）

肾水者，其腹大，脐肿，腰痛，不得溺，阴下湿如牛鼻上汗，其足逆冷，面反瘦。（18）

师曰：诸有水者，腰以下肿，当利小便；腰以上肿，当发汗乃愈。（19）

师曰：寸口脉沉而迟，沉则为水，迟则为寒，寒水相搏，趺阳脉伏，水谷不化，脾气衰则鹜溏，胃气衰则身肿；少阳脉卑，〔**少阳脉**：手少阳三焦经脉。**卑**：即沉而无力。〕少阴脉细，男子则小便不利，妇人则经水不通。经为血，血不利

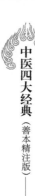
则为水，名曰血分。〔血分：病名，指妇女月经先停，然后出现水肿病。〕（20）

师曰：寸口脉沉而数，数则为出，沉则为入，出则为阳实，入则为阴结；趺阳脉微而弦，微则无胃气，弦则不得息；少阴脉沉而滑，沉则为在里，滑则为实，沉滑相搏，血结胞门，其瘕不泻，〔瘕：即《灵枢·水胀》所说的"石瘕"。〕经络不通，名曰血分。（21）

问曰：病有血分，水分，何也？师曰：经水前断，后病水，名曰血分，此病难治；先病水，后经水断，名曰水分，此病易治；何以故？去水，其经自下。（22）

问曰：病者苦水，〔苦：痛苦之意。水：水气病。〕面目身体四肢皆肿，小便不利，脉之，不言水，反言胸中痛，气上冲咽，状如炙肉，〔炙肉：烤熟的肉，形容咽喉噎塞，如有炙肉梗阻的样子。〕当微咳喘。审如师言，其脉何类？

师曰：寸口沉而紧，沉为水，紧为寒，沉紧相搏，结在关元，〔关元：穴名，在脐下三寸，这里泛指下焦。〕始时尚微，年盛不觉。阳衰之后，荣卫相干，阳损阴盛，结寒微动，肾气上冲，喉咽塞噎，胁下急痛。医以为留饮而大下之，气击不去，其病不除。后重吐之，胃家虚烦，咽燥欲饮水，小便不利，水谷不化，面目手足浮肿。又以葶苈丸下水，当时如小差，食饮过度，肿复如前，胸胁苦痛，象若奔豚，其水扬溢，则浮咳喘逆。〔浮咳喘逆：水气上浮迫肺，咳而喘逆。〕当先攻击冲气，令止，乃治咳，咳止其喘自差。先治新病，病当在后。（23）

风水，脉浮身重，汗出恶风者，防己黄芪汤主之；腹痛者，加芍药。（24）

防己黄芪汤方方见湿病中

防己一两　黄芪一两一分　白术三分　甘草半两，炙

右剉，每服五钱匕，生姜四片，枣一枚，水盏半，煎取八分，去滓。温服，良久再服。

风水，恶风，一身悉肿，脉浮不渴，续自汗出，无大热，越婢汤主之。（25）

越婢汤方

麻黄六两　石膏半斤　生姜三两　大枣十五枚　甘草二两

上五味，以水六升，先煮麻黄，去上沫，内诸药，煮取三升，分温三服。恶风者，加附子一枚炮，风水加术四两。

《古今录验》

皮水为病，四肢肿，水气在皮肤中，四肢聂聂动者，〔聂聂动：聂聂，枝叶动摇貌。此处的"聂聂动"是形容四肢肌肉跳动的样子。〕防己茯苓汤主之。（26）

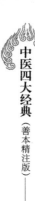
防己茯苓汤方

防己三两　黄芪三两　桂枝三两　茯苓六两　甘草二两

上五味，以水六升，煮取二升，分温三服。

里水，越婢加术汤主之，甘草麻黄汤亦主之。（27）

越婢加术汤方 方见上，于内加白术四两；又见中风中。

甘草麻黄汤方

甘草二两　麻黄四两

上二味，以水五升，先煮麻黄，去上沫，内甘草，煮取三升。温服一升，重覆汗出，〔**重覆：**加衣盖被以利汗出。〕不汗再服，慎风寒。

水之为病，其脉沉小，属少阴；浮者为风。无水，虚胀者，为气。水，发其汗即已；脉沉者，宜麻黄附子汤；浮者，宜杏子汤。（28）

麻黄附子汤方

麻黄三两　甘草二两　附子一枚，炮

上三味，以水七升，先煮麻黄，去上沫，内诸药，煮取二升半，温服八合，日三服。

杏子汤方 方未见，恐是麻黄杏仁甘草石膏汤方。

厥而皮水者，蒲灰散主之。方见消渴中。（29）

问曰：黄汗之为病，身体肿—作重，发热汗出而渴，状如风水，汗沾衣，色正黄如蘗汁，〔蘗汁：形容汗出的颜色像柏汁一样黄；蘗，同"柏"。〕脉自沉，何从得之？师曰：以汗出入水中浴，水从汗孔入，得之，宜芪芍桂酒汤主之。（30）

黄芪芍药桂枝苦酒汤方

黄芪五两　芍药三两　桂枝三两

上三味，以苦酒一升，水七升，相和，煮取三升。温服一升，当心烦，服至六七日乃解。若心烦不止者，以苦酒阻故也。一方用美酒醯代苦酒。

黄汗之病，两胫自冷。假令发热，此属历节；食已汗出，又身常暮卧盗汗出者，此荣气也。〔荣气：劳病热在荣分。〕若汗出已，反发热者，久久其身必甲错；发热不止者，必生恶疮。〔恶疮：脓痛。〕若身重，汗出已辄轻者，久久必身瞤。瞤即胸中痛，又从腰以上必汗出，下无汗，腰髋弛痛，〔腰髋弛痛：腰髋部无力而疼痛；髋，音"kuān"，指髋骨部位。〕如有物在皮中状，剧者不能食，身疼重，烦躁，小便不利，此为黄汗。桂枝加黄芪汤主之。（31）

桂枝加黄芪汤方

桂枝　芍药各三两　甘草二两　生姜三两　大枣十二枚　黄芪二两

上六味，以水八升，煮取三升，温服一升，须臾饮热稀粥一升余，以助药力，温覆取微汗；若不汗更服。

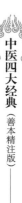

师曰：寸口脉迟而涩，迟则为寒，涩为血不足；趺阳脉微而迟，微则为气，迟则为寒，寒气不足，〔**寒气不足**：有寒而又气血不足。〕则手足逆冷；手足逆冷，则荣卫不利；荣卫不利，则腹满肠鸣相逐；气转膀胱，荣卫俱劳。阳气不通即身冷，阴气不通即骨疼；阳前通则恶寒，阴前通则痹不仁。阴阳相得，其气乃行，大气一转，〔**大气**：这里指人的宗气。〕其气乃散。实则失气，虚则遗溺，名曰气分。〔**气分**：寒邪病于气分。〕（32）

气分，心下坚，大如盘，边如旋杯，〔**旋杯**：圆杯。〕水饮所作，桂枝去芍药加麻辛附子汤主之。（33）

桂枝去芍药加麻黄细辛附子汤方

桂枝三两　生姜三两　甘草二两　大枣十二枚　麻黄　细辛各二两　附子一枚，炮

上七味，以水七升，煮麻黄，去上沫，内诸药，煮取二升。分温三服，当汗出，如虫行皮中，即愈。

心下坚大如盘，边如旋盘，水饮所作，枳术汤主之。（34）

枳术汤方

枳实七枚　白术二两

上二味，以水五升，煮取三升，分温三服，腹中软，即当散也。

附　方

外台防己黄芪汤　治风水，脉浮为在表，其人或头汗出，表无他病；病者但下重，从腰以上为和，腰以下当肿及阴，难以屈伸。方见风湿中。

导读分析

一、篇名解释 ▶▶▶

本篇讨论水气病脉象、证候及其治疗方法，故以《水气病脉证并治》为篇名。

二、文章大意 ▶▶▶

本篇所论水气病是指具有水肿症状的疾病，包括风水、皮水、正水、石水、黄汗，论述了这些病证的脉象、证候及其治疗，还提及五脏水、血分、水分、气分等概念及相应证治。文章重点讨论风水、皮水、气分和黄汗。

三、结构分析 ▶▶▶

水气病的分类与辨证
- 四水及黄汗的脉证、治法和预后（第 1、3、4 条）
- 五脏水（心、肝、肺、脾、肾水）的症状（第 14～18 条）
- 血分、水分、气分的病机、症状、治疗原则（第 22、32 条）

以脉论病讲述水气病的病因病机
- 感受外邪、水为风激（第 2 条）
- 肺失通调、肾虚水泛（第 9、10 条）
- 脾肾阳虚（第 13 条）
- 肺脾肾三焦功能失常、血不利则为水（第 20、21 条）
- 其他病机（第 6～8 条）

水气病的治法：发汗、利小便（第 19 条），攻下逐水（第 12 条），禁汗（第 4 条）

水气病的证治
- 风水的证治（第 24、25、28 条）
- 皮水的证治（第 5、26、27、29 条）
- 正水的证治（第 28 条）
- 黄汗的证治（第 30、31 条）
- 气分的证治（第 33、34 条）

水气病的治验举例和预后（第 11、23 条）

黄疸病脉证并治 第十五

寸口脉浮而缓，〔**寸口脉**：两手寸关尺三部脉。〕浮则为风，缓则为痹。痹非中风，〔**痹非中风**：痹是瘀阻不通的病机，非中风不遂之证。〕四肢苦烦，脾色必黄，瘀热以行。（1）

趺阳脉紧而数，数则为热，热则消谷，〔**消谷**：能食善饥。〕紧则为寒，食即为满。尺脉浮为伤肾，趺阳脉紧为伤脾。风寒相搏，食谷即眩，谷气不消，胃中苦浊，〔**苦浊**：苦，有"甚"的意思；浊，湿邪；苦浊，胃中湿浊太甚。〕浊气下流，小便不通，阴被其寒，热流膀胱，身体尽黄，名曰谷疸。额上黑，微汗出，手足中热，薄暮即发，〔**薄暮**：迫近日暮的时刻。〕膀胱急，小便自利，名曰女劳疸，腹如水状不治。心中懊憹而热，〔**懊憹**：形容心中烦闷，嘈杂难受。〕不能食，时欲吐，名曰酒疸。（2）

阳明病，脉迟者，食难用饱，〔**食难用饱**：不敢吃得太饱。〕饱则发烦头眩，小便必难，此欲作谷疸。虽下之，腹满如故，所以然者，脉迟故也。（3）

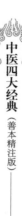

夫病酒黄疸，必小便不利，其候心中热，足下热，是其证也。（4）

酒黄疸者，或无热，靖言了了，〔**靖言了了**：语言清晰，神情安静。〕腹满欲吐，鼻燥。其脉浮者，先吐之，沉弦者，先下之。（5）

酒疸，心中热欲呕者，吐之愈。（6）

酒疸，下之，久久为黑疸；目青面黑，**心中如啖蒜齑状**，〔**心中如啖蒜齑状**：如吃蒜齑样，心中有辛辣的灼热感；齑，音"jī"，捣碎的姜、蒜、韭之类。〕大便正黑，**皮肤爪之不仁**，〔**皮肤爪之不仁**：抓搔皮肤时，皮肤对痛痒不敏感。〕其脉浮弱，虽黑微黄，故知之。（7）

师曰：病黄疸，发热烦喘，胸满口燥者，以病发时，火劫其汗，两热所得。然黄家所得，从湿得之。一身尽发热而黄，肚热，热在里，当下之。（8）

脉沉，渴欲饮水，小便不利者，皆发黄。（9）

腹满，舌痿黄，〔**舌痿黄**：舌黄而不红润。〕燥不得睡，属黄家。舌痿疑作身痿。（10）

黄疸之病，当以十八日为期，治之十日以上瘥，反剧，为难治。(11)

疸而渴者，其疸难治；疸而不渴者，其疸可治。发于阴部，〔阴部：指里。〕其人必呕；阳部，〔阳部：指表。〕其人振寒而发热也。(12)

谷疸之为病，寒热不食，食即头眩，心胸不安，久久发黄，为谷疸，茵陈蒿汤主之。(13)

茵陈蒿汤方

茵陈蒿六两　　栀子十四枚　　大黄二两

上三味，以水一斗，先煮茵陈，减六升，内二味，煮取三升，去滓，分温三服，小便当利，尿如皂角汁状，色正赤，一宿腹减，黄从小便去也。

黄家，日晡所发热，而反恶寒，此为女劳得之。〔**女劳：**沉溺于女色而伤肾。〕膀胱急，少腹满，身尽黄，额上黑，足下热，因作黑疸。其腹胀如水状，大便必黑，时溏；此女劳之病，非水也，腹满者难治，硝石矾石散主之。(14)

硝石矾石散方

硝石　　矾石烧，等分

上二味，为散，以大麦粥汁和服方寸匕，日三服，病随大小便去；小便正黄，大便正黑，是其候也。

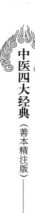

酒黄疸，心中懊侬，或热痛，栀子大黄汤主之。（15）

栀子大黄汤方

栀子十四枚　大黄一两　枳实五枚　豉一升

上四味，以水六升，煮取二升，分温三服。

诸病黄家，但利其小便。假令脉浮，当以汗解之，宜桂枝加黄芪汤主之。方见水气病中。（16）

诸黄，猪膏发煎主之。（17）

猪膏发煎方

猪膏半斤　乱发如鸡子大，三枚

上二味，和膏中煎之，发消药成，分再服，病从小便出。

黄疸病，茵陈五苓散主之。一本云茵陈汤及五苓散并主之。（18）

茵陈五苓散方

茵陈蒿末十分　五苓散五分　　方见痰饮中。

上二物和，先食饮方寸匕，日三服。

黄疸腹满，小便不利而赤，自汗出，此为表和里实，当下之，宜大黄硝石汤。（19）

大黄硝石汤方

大黄　黄柏　硝石各四两　栀子十五枚

上四味，以水六升，煮取二升，去滓，内硝，更煮取一升，顿服。

黄疸病，小便色不变，欲自利，腹满而喘，不可除热，热除必哕。哕者小半夏汤主之。方见痰饮中。（20）

诸黄，腹痛而呕者，宜柴胡汤。必小柴胡汤，方见呕吐中。（21）

男子黄，小便自利，当与虚劳小建中汤。方见虚劳中。（22）

附　方

瓜蒂汤　治诸黄。方见暍病中。

千金麻黄醇酒汤　治黄疸。

麻黄三两

上一味，以美清酒五升，煮取二升半，顿服尽；冬月用酒，春月用水煮之。

导读分析

一、篇名解释 ▶▶▶

本篇专门讨论黄疸病的证候、脉象及其治疗方法，故以《黄疸病脉证并治》为篇名。

二、文章大意 ▶▶▶

　　本篇阐述的黄疸病可分谷疸、酒疸、女劳疸三种类型，都以目黄、身黄、小便黄为主症，以清热利湿为治则，其治法和方剂对临床有较大的指导意义。

三、结构分析 ▶▶▶

黄疸病的病因病机和分类 {
　湿热发黄（第1、8条）：论述了湿热发黄的发病机理、火劫发黄的治法，强调了湿邪在黄疸病发病中的重要作用
　寒湿发黄（第3条）：论述了谷疸寒化的病机
}

黄疸病的分类、主症 {
　黄疸病的病机、分类和主症（第2、4条）
　湿热发黄和寒湿发黄的不同症状（第9、10条）
}

黄疸病的证治 {
　谷疸的证治（第13条）：论述谷疸湿热俱盛的证治
　酒疸的治法和证治 {
　　酒疸的症状和治法（第5、6条）
　　酒疸热盛的证治（第15条）
　}
　女劳疸的证治（第14条）：论述了女劳疸转变为黑疸兼有湿热瘀血的证治
　黄疸病的证治 {
　　黄疸病湿重于热的证治（第18条）
　　黄疸病热盛里实的证治（第19条）
　　黄疸病兼证、变证的证治（第16、17、20～22条）：分别论述了黄疸病兼表虚、胃肠燥结血瘀黄疸病、黄疸病误治变哕逆、黄疸病兼少阳证、脾胃气血虚弱虚黄的证治
　}
}

黄疸病的转归与预后（第7、2、11、12、14条）：分别论述黄疸病误下变黑疸的证候和黄疸病的预后

惊悸吐衄下血胸满瘀血病脉证治_{第十六}

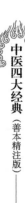

寸口脉动而弱，动即为惊，弱则为悸。（1）

师曰：尺脉浮，目睛晕黄，〔**目睛晕黄**：形容目睛昏浊，黑白不明。〕衄未止。〔**衄**：指鼻出血〕晕黄去，目睛慧了，〔**慧了**：形容目睛黑白分明。〕知衄今止。（2）

又曰：从春至夏衄者，太阳。从秋至冬衄者，阳明。（3）

衄家不可汗，〔**衄家**：素患鼻衄的人。〕汗出必额上陷脉紧急，〔**额上陷脉**：额两侧凹陷处之动脉。〕直视不能眴，〔**眴**：音"xuàn"，形容眼珠转动。〕不得眠。（4）

病人面无色，无寒热，脉沉弦者，衄；浮弱，手按之绝者，下血；烦咳者，必吐血。（5）

夫吐血，咳逆上气，其脉数而有热，不得卧者，死。（6）

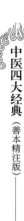
夫酒客咳者，〔酒客：素嗜饮酒的人。〕必致吐血，此因极饮过度所致也。（7）

寸口脉弦而大，弦则为减，大则为芤，减则为寒，芤则为虚，寒虚相搏，此名曰革，妇人则半产漏下，男子则亡血。（8）

亡血不可发其表，〔亡血：失血过多。〕汗出即寒栗而振。〔寒栗而振：怕冷发抖的样子。〕（9）

病人胸满，唇痿舌青，〔唇痿：口唇不华枯萎。〕口燥，但欲嗽水不欲咽，无寒热，脉微大来迟，腹不满，其人言我满，为有瘀血。（10）

病者如热状，烦满，口干燥而渴，其脉反无热，此为阴伏，〔阴伏：阴邪结伏，指内有瘀血。〕是瘀血也，当下之。（11）

火邪者，桂枝去芍药加蜀漆牡蛎龙骨救逆汤主之。（12）

桂枝救逆汤方

桂枝三两，去皮　甘草二两，炙　生姜三两　牡蛎五两，熬

龙骨四两　大枣十二枚　蜀漆三两，洗去腥

上为末，以水一斗二升，先煮蜀漆，减二升，内诸药，

煮取三升，去滓，温服一升。

心下悸者，半夏麻黄丸主之。（13）

半夏麻黄丸方

半夏　麻黄各等分

上二味，末之，炼蜜和丸小豆大，饮服三丸，日三服。

吐血不止者，柏叶汤主之。（14）

柏叶汤方

柏叶　干姜各三两　艾三把

上三味，以水五升，取马通汁一升，合煮取一升，分温
再服。

下血，先便后血，此远血也，黄土汤主之。（15）

黄土汤方亦主吐血衄血

甘草　干地黄　白术　附子炮　阿胶　黄芩各三两　灶中
黄土半斤

上七味，以水八升，煮取三升，分温二服。

下血，先血后便，此近血也，〔近血：先血后便，血来自直
肠的部位，离肛门较近，称为近血。〕赤小豆当归散主之。方见狐
惑中。（16）

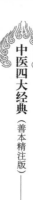

心气不足，吐血、衄血，泻心汤主之。（17）

泻心汤方 亦治霍乱

大黄二两　黄连　黄芩各一两

上三味，以水三升，煮取一升，顿服之。

导读分析

一、篇名解释 ▶▶▶

　　本篇讨论惊、悸、吐血、衄血、下血、瘀血等病症的脉象、证候及治疗方法，而胸满是瘀血的一个症状，非独立的疾病。这些病证都与心和血脉有密切联系，所以合为一篇讨论，以《惊悸吐衄下血胸满瘀血病脉证治》为篇名。

二、文章大意 ▶▶▶

　　本篇主要阐述以下几个病种的证治。惊，表现为惊恐、精神恍惚、卧起不安，因外界的刺激引起；悸，发于内，有自觉心慌的表现，因血虚而致；吐血、衄血、下血，均因损伤络脉所致，属血证范畴。

三、结构分析 ▶▶▶

惊悸病
- 成因（第1条）：从脉象论述惊悸病的病因病机
- 证治（第12、13条）：分别论述火邪致惊、水饮致悸的治法

吐、衄、下血
- 病因（第7条）：论述酒客咳、吐血的病因病机
- 辨证及脉证（第3、5、8条）：分别论述了衄血与脏腑经络的关系，衄血、下血、吐血的脉象，以及虚寒亡血的脉象
- 预后、治疗禁忌及误治变证（第2、6、4、9条）
  - 第2、6条：分别讲述如何从望诊、切脉判断衄血预后及吐血的预后
  - 第4、9条：论述衄血、亡血禁汗及误汗变证
- 证治（第14～17条）：分别论述了虚寒吐血、虚寒便血、虚热便血、热盛吐衄的证治

瘀血病（第10、11条）：瘀血病的脉证和治法

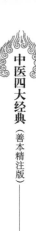

呕吐哕下利病脉证治第十七

夫呕家有痈脓，不可治呕，脓尽自愈。（1）

先呕却渴者，此为欲解；先渴却呕者，〔却：有"以后"和"却又"的意思。〕为水停心下，此属饮家。呕家本渴，今反不渴者，以心下有支饮故也，此属支饮。（2）

问曰：病人脉数，数为热，当消谷引食，而反吐者，何也？师曰：以发其汗，令阳微，膈气虚，脉乃数。数为客热，〔客热：暂时的假热现象。〕不能消谷，胃中虚冷故也。

脉弦者，虚也；胃气无余，朝食暮吐，变为胃反；〔胃反：一般又称"反胃"。〕寒在于上，医反下之，今脉反弦，故名曰虚。（3）

寸口脉微而数，微则无气，无气则营虚，营虚则血不足，血不足则胸中冷。〔胸中冷：上焦和胃气虚冷。〕（4）

趺阳脉浮而涩，浮则为虚，涩则伤脾，脾伤则不磨；朝食暮吐，暮食朝吐，宿谷不化，名曰胃反。脉紧而涩，其病

难治。（5）

病人欲吐者，不可下之。（6）

哕而腹满，视其前后，知何部不利，利之即愈。（7）

呕而胸满者，茱萸汤主之。（8）

茱萸汤方

吴茱萸一升　人参三两　生姜六两　大枣十二枚

上四味，以水五升，煮取三升，温服七合，日三服。

干呕，吐涎沫，头痛者，茱萸汤主之。方见上。（9）

呕而肠鸣，心下痞者，半夏泻心汤主之。（10）

半夏泻心汤方

半夏半升，洗　黄芩　干姜　人参各三两　黄连一两　大枣
十二枚　甘草三两，炙

上七味，以水一斗，煮取六升，去滓，再煮取三升，温
服一升，日三服。

干呕而利者，黄芩加半夏生姜汤主之。（11）

黄芩加半夏生姜汤方

黄芩三两　甘草二两，炙　芍药二两　半夏半升　生姜三两

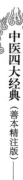
大枣二十枚

上六味，以水一斗，煮取三升，去滓。温服一升，日再夜一服。

诸呕吐，谷不得下者，小半夏汤主之。方见痰饮中。（12）

呕吐而病在膈上，后思水者，解，急与之。思水者，猪苓散主之。（13）

猪苓散方

猪苓　茯苓　白术各等分

上三味，杵为散。饮服方寸匕，日三服。

呕而脉弱，小便复利，身有微热，见厥者难治，四逆汤主之。（14）

四逆汤方

附子一枚，生用　干姜一两半　甘草二两，炙

上三味，以水三升，煮取一升二合，去滓，分温再服。强人可大附子一枚，干姜三两。

呕而发热者，小柴胡汤主之。（15）

小柴胡汤方

柴胡半斤　黄芩三两　人参三两　甘草三两　半夏半斤　生姜三两　大枣十二枚

上七味，以水一斗二升，煮取六升，去滓，再煎取三升。温服一升，日三服。

胃反呕吐者，大半夏汤主之。《千金》云：治胃反不受食，食入即吐；《外台》云：治呕心下痞硬者。（16）

大半夏汤方

半夏二升，洗完用　人参三两　白蜜一升

上三味，以水一斗二升，和蜜，扬之二百四十遍，煮药，取二升半，温服一升，余分再服。

食已即吐者，大黄甘草汤主之。《外台》方，又治吐水。（17）

大黄甘草汤方

大黄四两　甘草一两

上二味，以水三升，煮取一升，分温再服。

胃反，吐而渴欲饮水者，茯苓泽泻汤主之。（18）

茯苓泽泻汤方《外台》云：治消渴脉绝，胃反吐食者，有小麦一升。

茯苓半斤　泽泻四两　甘草二两　桂枝二两　白术三两　生姜四两

上六味，以水一斗，煮取三升，内泽泻，再煮取二升半，温服八合，日三服。

吐后渴欲得水而贪饮者，文蛤汤主之；兼主微风、脉紧、头

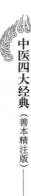

痛。(19)

文蛤汤方

文蛤五两 麻黄 甘草 生姜各三两 石膏五两 杏仁五十

枚 大枣十二枚

上七味，以水六升，煮取二升，温服一升，汗出即愈。

干呕，吐逆，吐涎沫，半夏干姜散主之。(20)

半夏干姜散方

半夏 干姜各等分

上二味，杵为散，取方寸匕，浆水一升半，煮取七合，顿服之。

病人胸中似喘不喘，似呕不呕，似哕不哕，彻心中愦愦然无奈者，〔彻："通"的意思。愦愦然：形容泛泛恶心，心胸难受的样子。〕生姜半夏汤主之。(21)

生姜半夏汤方

半夏半升 生姜汁一升

上二味，以水三升，煮半夏，取二升，内生姜汁，煮取一升半，小冷，分四服。日三夜一服；止，停后服。

干呕、哕，若手足厥者，橘皮汤主之。(22)

橘皮汤方

橘皮四两　生姜半斤

上二味，以水七升，煮取三升。温服一升，下咽即愈。

哕逆者，橘皮竹茹汤主之。（23）

橘皮竹茹汤方

橘皮二升　竹茹二升　大枣三十个　生姜半斤　甘草五两
人参一两

上六味，以水一斗，煮取三升。温服一升，日三服。

夫六府气绝于外者，手足寒，上气，脚缩；五藏气绝于内者，利不禁，下甚者，手足不仁。（24）

下利，脉沉弦者，下重；脉大者，为未止；脉微弱数者，为欲自止，虽发热不死。（25）

下利，手足厥冷无脉者，灸之不温，若脉不还，反微喘者，死。少阴负趺阳者，〔**负**：败也。〕为顺也。（26）

下利有微热而渴，脉弱者，今自愈。（27）

下利脉数，有微热汗出，今自愈；设脉紧为未解。（28）

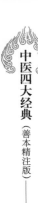

下利脉数而渴者，今自愈；设不差，必清脓血，〔清：同"圊"，指厕也，泄利、泻下之意。〕以有热故也。（29）

下利，脉反弦，发热身汗者，自愈。（30）

下利气者，〔**下利气**：泄泻与矢气并见，亦称"气利"。〕当利其小便。（31）

下利，寸脉反浮数，尺中自涩者，必清脓血。（32）

下利清谷，不可攻其表，汗出必胀满。（33）

下利，脉沉而迟，其人面少赤，身有微热，下利清谷者，必郁冒，汗出而解，〔**郁冒**：病证名，指愁闷发怒。〕病人必微厥；所以然者，其面戴阳，〔**戴阳**：虚阳上浮，面发赤色。〕下虚故也。（34）

下利后脉绝，手足厥冷，晬时脉还，手足温者生，脉不还者死。（35）

下利腹胀满，身体疼痛者，先温其里，乃攻其表；温里宜四逆汤，攻表宜桂枝汤。（36）

四逆汤方 _{方见上。}

桂枝汤方

桂枝_{三两，去皮}　芍药_{三两}　甘草_{二两，炙}　生姜_{三两}　大枣_{十二枚}

上五味，㕮咀，以水七升，微火煮取三升，去滓，适寒温，服一升。服已须臾，啜稀粥一升，以助药力。温覆令一时许，遍身漐漐微似有汗者，益佳，不可令如水淋漓，若一服汗出病差，停后服。

下利，三部脉皆平，按之心下坚者，急下之，宜大承气汤。（37）

下利，脉迟而滑者，实也，利未欲止，急下之，宜大承气汤。（38）

下利，脉反滑者，当有所去，下乃愈，宜大承气汤。（39）

下利已差，至其年月日时复发者，以病不尽故也，当下之，宜大承气汤。（40）

大承气汤方 _{见痉病中。}

下利谵语者，有燥屎也，小承气汤主之。（41）

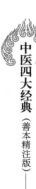
小承气汤方

大黄_{四两}　厚朴_{二两，炙}　枳实_{大者三枚，炙}

上三味，以水四升，煮取一升二合，去滓，分温二服，得利则止。

下利便脓血者，桃花汤主之。（42）

桃花汤方

赤石脂_{一升，一半剉，一半筛末}　干姜_{一两}　粳米_{一升}

上三味，以水七升，煮米令熟，去滓，温服七合，内赤石脂末方寸匕。日三服，若一服愈，余勿服。

热利下重者，白头翁汤主之。（43）

白头翁汤方

白头翁_{二两}　黄连　黄柏　秦皮_{各三两}

上四味，以水七升，煮取二升，去滓，温服一升，不愈更服。

下利后更烦，按之心下濡者，为虚烦也，栀子豉汤主之。（44）

栀子豉汤方

栀子_{十四枚}　香豉_{四合，绵裹}

上二味，以水四升，先煮栀子得二升半，内豉，煮取一升半，去滓，分二服，温进一服，得吐则止。

下利清谷，里寒外热，汗出而厥者，通脉四逆汤主之。（45）

通脉四逆汤方

附子大者一枚，生用　干姜三两，强人可四两　甘草二两，炙

上三味，以水三升，煮取一升二合，去滓，分温再服。

下利，肺痛，紫参汤主之。（46）

紫参汤方

紫参半斤　甘草三两

上二味，以水五升，先煮紫参取二升，内甘草，煮取一升半，分温三服。疑非仲景方。

气利，诃梨勒散主之。（47）

诃梨勒散方

诃梨勒十枚，煨

上一味为散，粥饮和，顿服。疑非仲景方。

附　　方

千金翼小承气汤　治大便不通，哕，数谵语。方见上。

外台黄芩汤　治干呕下利。

黄芩　人参　干姜各三两　桂枝一两　大枣十二枚　半夏半升

上六味，以水七升，煮取三升，温分三服。

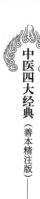

导读分析

一、篇名解释 ▶▶▶

　　本篇讨论呕吐、哕、下利病的脉象、证候及其治疗方法。呕吐、哕、下利都属于胃肠疾病，多合并发生，其病机相似、辨证上均以脾胃为中心，所以合为一篇讨论，以《呕吐哕下利病脉证治》为篇名。

二、文章大意 ▶▶▶

　　本篇论述了呕吐、哕、下利病的病因病机和证治。呕为有声有物，吐为有物无声，多同时发生；哕即呃逆，下利包括泄泻和痢疾。

三、结构分析 ▶▶▶

```
        ┌ 病因病机与脉证（第2～5条）：分别论述了饮停致呕、虚寒
        │    呕吐、脾胃两虚呕吐、气血俱虚呕吐的病机
        │ 治则和治疗禁忌（第1、6条）
        │        ┌ 寒证呕吐的证治（第8、9、14、16、20条）：分别论述了
        │        │    肝胃虚寒、阴盛格阳、虚寒胃反、阳虚饮停呕吐的证治
  呕吐病 ┤        │ 热证呕吐的证治（第11、15、17、19条）：分别论述了热
        │   证治 ┤    利兼呕、热郁少阳、胃肠实热、热结饮阻呕吐的证治
        │        │ 寒热错杂呕吐的证治（第10条）
        │        └ 寒饮呕吐的证治（第12、18、21条）：分别论述了寒饮、
        │             饮阻气逆、寒饮抟结胸胃呕吐的证治
        └ 呕后的调治（第13条）
```

哕病
├ 哕而腹满的治则（第7条）
└ 哕的证治（第22、23条）：分别论述了胃寒气逆、胃虚有热呃
　逆的证治

下利病
├ 病机、脉证及预后（第24～30、32、34、35条）
│　├ 第32、34条：论述热利脓血和阴寒下利虚阳外浮的病机
│　└ 第24～30、35条：分别论述了下利的一般传变规律，如何辨下利危候之顺逆，下利渐愈、下利自愈与未解脉证，下利发热两种病情的变化，虚寒下利自愈的病机和脉证，虚寒下利而阳微欲绝的转归
├ 治法和治疗禁忌（第31、33条）：论述了下利而有矢气的治法和虚寒下利的治疗禁忌
└ 证治
　├ 寒证下利的证治（第36、42、45、47条）：分别论述了虚寒下利兼表证、虚寒下利脓血、寒厥下利、虚寒肠滑气利的证治
　└ 热证下利的证治（第37～41、43、44、46条）：分别论述了实积下利、热利下重、下利后虚烦、下利肺痈的证治

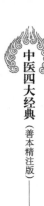

疮痈肠痈浸淫病脉证并治 第十八

诸浮数脉，应当发热，而反洒淅恶寒，若有痛处，当发其痈。（1）

师曰：诸痈肿，欲知有脓、无脓，以手掩肿上，热者为有脓，不热者为无脓。（2）

肠痈之为病，其身甲错，腹皮急，按之濡，如肿状，腹无积聚，身无热，脉数，此为腹内有痈脓，薏苡附子败酱散主之。（3）

薏苡附子败酱散方

薏苡仁十分　附子二分　败酱五分

上三味，杵为末，取方寸匕，以水二升，煎减半，顿服。小便当下。

肠痈者，少腹肿痞，〔**肿痞**：肠痈之形肿于外而满痞于内。〕按之即痛如淋，小便自调，时时发热，自汗出，复恶寒，其脉迟紧者，脓未成，可下之，当有血；脉洪数者，脓已成，不可下也；大黄牡丹汤主之。（4）

大黄牡丹汤方

大黄四两　牡丹一两　桃仁五十个　瓜子半升　芒硝三合

上五味，以水六升，煮取一升，去滓，内芒硝，再煎沸，顿服之，有脓当下，如无脓当下血。

问曰：寸口脉浮微而涩，法当亡血，若汗出，设不汗者云何？答曰：若身有疮，被刀斧所伤，亡血故也。（5）

病金疮，王不留行散主之。（6）

王不留行散方

王不留行十分，八月八日采　蒴藋细叶十分，七月七日采　桑东南根白皮十分，三月三日采　甘草十八分　川椒三分，除目及闭口，去汗　黄芩二分　干姜二分　芍药二分　厚朴二分

上九味，桑根皮以上三味，烧灰存性，勿令灰过，各别杵筛，合治之为散，服方寸匕。小疮即粉之，大疮但服之，产后亦可服。如风寒，桑东根勿取之；前三物皆阴干百日。

排脓散方

枳实十六枚　芍药六分　桔梗二分

上三味，杵为散，取鸡子黄一枚，以药散与鸡黄相等，揉和令相得，饮和服之，日一服。

排脓汤方

甘草二两　桔梗三两　生姜一两　大枣十枚

上四味，以水三升，煮取一升，温服五合，日再服。

浸淫疮，〔**浸淫疮**：《医宗金鉴》，"浸淫疮者，浸谓浸渍，淫谓不已，谓浸淫留连不已也。"〕从口流向四肢者可治，从四肢流来入口者，不可治。（7）

浸淫疮，黄连粉主之。方未见。（8）

导读分析

一、篇名解释▶▶▶

本篇讨论金疮、痈肿、肠痈、浸淫疮等四种病的脉象、辨证治疗以及预后，这四种病都归属于外科疾病，所以合为一篇讨论，以《疮痈肠痈浸淫病脉证并治》为篇名。

二、文章大意▶▶▶

本篇主要阐述了疮痈的辨证，肠痈的辨证治疗。虽然金疮有方无证，浸淫疮只有方名而无药物，但对后世均具有指导意义。金疮，是因刀斧等金属器械的创伤所引起的；痈肿，有内痈、外痈之分，肠痈属于内痈；浸淫疮属于皮肤病。

三、结构分析 ▶▶▶

疮痈（第 1、2 条）：疮痈初起的脉证，指出辨别疮痈有脓无脓的方法
肠痈（第 3、4 条）：肠痈脓已成脓和未成脓的辨证和治疗
金疮（第 5、6 条）：金疮出血的脉证和金疮的治方
浸淫疮（第 7、8 条）：浸淫疮的预后和治法

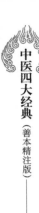

趺蹶手指臂肿转筋阴狐疝蛔虫病脉证治 第十九

师曰：病趺蹶，〔趺蹶：足部僵硬，运动障碍的疾患。〕其人但能前，不能却，刺腨入二寸，〔腨：音"chuǎi"，即腓肠肌，俗称"小腿肚"。〕此太阳经伤也。（1）

病人常以手指臂肿动，此人身体瞤瞤者，藜芦甘草汤主之。（2）

藜芦甘草汤方 方未见

转筋之为病，〔转筋：俗称"抽筋"，通常指小腿腓肠肌痉挛。〕其人臂脚直，脉上下行，微弦，转筋入腹者，〔**转筋入腹**：指小腿腓肠肌痉挛而致腹部拘急难受。〕鸡屎白散主之。（3）

鸡屎白散方

鸡屎白

上一味，为散，取方寸匕，以水六合，和，温服。

阴狐疝气者，偏有小大，时时上下，蜘蛛散主之。（4）

蜘蛛散方

蜘蛛十四枚，熬焦　桂枝半两

上二味，为散，取八分一匕，饮和服，日再服；蜜丸亦可。

问曰：病腹痛有虫，其脉何以别之？师曰：腹中痛，其脉当沉，若弦，反洪大，故有蛔虫。（5）

蛔虫之为病，令人吐涎，心痛，发作有时，毒药不止者，甘草粉蜜汤主之。（6）

甘草粉蜜汤方

甘草二两　粉一两　蜜四两

上三味，以水三升，先煮甘草，取二升，去滓，内粉、蜜，搅令和，煎如薄粥，温服一升，差即止。

蛔厥者，当吐蛔；今病者静而复时烦，此为脏寒，蛔上入膈，故烦，须臾复止，得食而呕，又烦者，蛔闻食臭出，其人常自吐蛔。（7）

蛔厥者，乌梅丸主之。（8）

乌梅丸方

乌梅三百个　细辛六两　干姜十两　黄连一斤　当归四两

附子六两，炮　川椒四两，去汗　桂枝六两　人参六两　黄柏六两

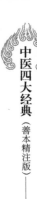

上十味，异捣筛，合治之，以苦酒渍乌梅一宿，去核，蒸之五升米下，饭熟，捣成泥，和药令相得，内臼中，与蜜杵二千下，丸如梧子大。先食饮服十丸，日三服，稍加至二十丸，禁生冷滑臭等物。

导读分析

一、篇名解释 ▶▶▶

本篇讨论趺蹶、手指臂肿、转筋、阴狐疝、蛔虫等五种疾病的脉象、证候及其治疗方法。上述五种病症相互之间没有联系，难以归纳，又无法单独成篇，所以在论述杂病后，将其合为一篇讨论，以《趺蹶手指臂肿转筋阴狐疝蛔虫病脉证治》为篇名。

二、文章大意 ▶▶▶

本篇主要阐述趺蹶、手指臂肿、转筋、阴狐疝、蛔虫等五种疾病的证治。趺蹶，以只能前，不能退为主要临床表现；手指臂肿，以手指臂肿及时常动眴为特点；转筋，以四肢拘挛作痛为特征；阴狐疝，表现为阴囊偏有大小、时上时下；蛔虫病，以吐涎、心痛腹痛为主要临床症状。

三、结构分析 ▶▶▶

第 1 条：跌蹶病的病因和证治
第 2 条：手指臂肿的证治
第 3 条：转筋的证治
第 4 条：阴狐疝气的证治
第 5～8 条：论述了蛔虫腹痛的脉证，蛔虫病机和蛔厥的证治

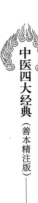
妇人妊娠病脉证并治 第二十

师曰：妇人得平脉，阴脉小弱，〔阴脉：尺脉。〕其人渴，不能食，无寒热，名妊娠，桂枝汤主之。方见下利中。于法六十日当有此证，设有医治逆者，却一月，加吐下者，则绝之。〔绝之：一般作停止服药解。〕（1）

妇人宿有癥病，〔癥病：与今日之肿瘤相似，这里是指瘀血成块之有形者。〕经断未及三月，而得漏下不止，胎动在脐上者，为癥痼害。妊娠六月动者，前三月经水利时，胎也；下血者，后断三月，衃也。〔衃：音"pēi"，指紫黑晦暗的瘀血。〕所以血不止者，其癥不去故也，当下其癥，桂枝茯苓丸主之。（2）

桂枝茯苓丸方

桂枝　茯苓　牡丹去心　桃仁去皮尖，熬　芍药各等分

上五味，末之，炼蜜和丸，如兔屎大。每日食前服一丸，不知，加至三丸。

妇人怀娠六七月，脉弦发热，其胎愈胀，腹痛恶寒者，少腹如扇。〔少腹如扇：少腹如扇风一样的寒凉感觉；扇，是动

词。〕所以然者，子藏开故也，〔**子藏**：子宫。**开**：作"虚冷"解。〕当以附子汤温其脏。方未见。（3）

师曰：妇人有漏下者，有半产后因续下血都不绝者，有妊娠下血者；假令妊娠腹中痛，为胞阻，〔**胞阻**：亦作"胞漏"。妊娠腹中气血不和，下血、腹中痛，称为"胞阻"。〕胶艾汤主之。（4）

芎归胶艾汤方一方：加干姜一两，胡氏治妇人胞动，无干姜。

芎䓖　阿胶　甘草各二两　艾叶　当归各三两　芍药四两
干地黄四两

上七味，以水五升，清酒三升合煮，取三升，去滓，内胶，令消尽。温服一升，日三服，不差，更作。

妇人怀妊，腹中㽶痛，〔**㽶痛**：腹中绵绵拘急而痛；㽶，音"jiǎo"。〕当归芍药散主之。（5）

当归芍药散方

当归三两　芍药一斤　茯苓四两　白术四两　泽泻半斤　芎
䓖半斤一作三两

上六味，杵为散，取方寸匕，酒和，日三服。

妊娠，呕吐不止，干姜人参半夏丸主之。（6）

干姜人参半夏丸方

干姜　人参各一两　半夏二两

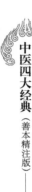

上三味，末之，以生姜汁糊为丸，如梧子大。饮服十丸，日三服。

妊娠小便难，饮食如故，当归贝母苦参丸主之。（7）

当归贝母苦参丸方 男子加滑石半两

当归　贝母　苦参各四两

上三味，末之，炼蜜丸如小豆大，饮服三丸，加至十丸。

妊娠有水气，身重，小便不利，洒淅恶寒，起即头眩，葵子茯苓散主之。（8）

葵子茯苓散方

葵子一升　茯苓三两

上二味，杵为散，饮服方寸匕，日三服，小便利则愈。

妇人妊娠，宜常服当归散主之。（9）

当归散方

当归　黄芩　芍药　芎䓖各一斤　白术半斤

上五味，杵为散，酒饮服方寸匕，日再服。妊娠常服即易产，胎无苦疾，产后百病，悉主之。

妊娠养胎，白术散主之。（10）

白术散方 见《外台》

白术　芎䓖　蜀椒_{去汗}　牡蛎_{各三分}

上四味，杵为散，酒服一钱匕，日三服，夜一服。但苦痛，加芍药；心下毒痛，倍加芎䓖；心烦吐痛，不能食饮，加细辛一两，半夏大者二十枚；服之后，更以醋浆水服之；若呕，以醋浆水服之；复不解者，小麦汁服之；已后渴者，大麦粥服之；病虽愈，服之勿置。

妇人伤胎，怀身腹满，不得小便，从腰以下重，如有水气状。怀身七月，<u>太阴当养不养</u>，〔**太阴当养不养**：《脉经》、《巢源》、《千金》均有"妊娠七月，手太阴脉养之"的记载。〕此心气实，当刺泻<u>劳宫</u>及<u>关元</u>，〔**劳宫**：穴名，在手掌中，为手厥阴心包经之荥穴。**关元**：穴名，在脐下三寸，为任脉穴，为小肠之募穴。〕小便微利则愈。见《玉函》。（11）

导读分析

一、篇名解释 ▶ ▶ ▶

本篇讨论妇人妊娠期间常见疾患的脉象及其治疗，故以《妇人妊娠病脉证并治》为篇名。

二、文章大意 ▶▶▶

　　本篇主要阐述妇人妊娠的诊断、癥病与妊娠病的鉴别，还讨论了妊娠呕吐、腹痛、下血、小便难、水气病、伤胎等病证的诊断和治疗。

三、结构分析 ▶▶▶

妊娠恶阻轻证和重证的治疗（第1、6条）

胎与癥病的鉴别和癥病的治疗（第2条）

妊娠阳虚寒盛和肝脾不调腹痛的治疗（第3、5条）

妊娠胞阻、冲任脉虚下血的证治（第4条）

妊娠血虚热郁小便难的证治（第7条）

妊娠水肿的证治（第8条）

妊娠血虚湿热胎动不安的治法和脾虚寒湿的养胎方法（第9、10条）

妊娠伤胎的证治（第11条）

妇人产后病脉证治第二十一

问曰：新产妇人有三病，一者病痉，二者病郁冒，〔郁冒：郁闷昏冒。〕三者大便难，何谓也？师曰：新产血虚，多汗出，喜中风，故令病痉；亡血复汗，寒多，故令郁冒；亡津液，胃燥，故大便难。（1）

产妇郁冒，其脉微弱，呕不能食，大便反坚，但头汗出；所以然者，血虚而厥，厥而必冒。冒家欲解，必大汗出。以血虚下厥，孤阳上出，故头汗出。所以产妇喜汗出者，亡阴血虚，阳气独盛，故当汗出，阴阳乃复。大便坚，呕不能食，小柴胡汤主之。方见呕吐中。（2）

病解能食，七八日更发热者，此为胃实，大承气汤主之。方见痉病中。（3）

产后腹中疠痛，当归生姜羊肉汤主之；并治腹中寒疝，虚劳不足。（4）

当归生姜羊肉汤方 见寒疝中。

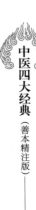
产后腹痛，烦满不得卧，枳实芍药散主之。（5）

枳实芍药散方

枳实_{烧令黑，勿太过}　芍药_{等分}

上二味，杵为散，服方寸匕，日三服；并主痈脓，以麦粥下之。

师曰：产妇腹痛，法当以枳实芍药散，假令不愈者，此为腹中有干血着脐下，〔**干血**：血液不流，干着一处。〕宜下瘀血汤主之；亦主经水不利。（6）

下瘀血汤方

大黄_{二两}　桃仁_{二十枚}　蟅虫_{二十枚，熬，去足}

上三味，末之，炼蜜和为四丸，以酒一升，煎一丸，取八合，顿服之，新血下如豚肝。

产后七八日，无太阳证，少腹坚痛，此恶露不尽。不大便，烦躁发热，切脉微实，再倍发热，日晡时烦躁者，不食，食则谵语，至夜即愈，宜大承气汤主之；热在里，结在膀胱也。_{见痉病中。}（7）

产后风，续之数十日不解，头微痛，恶寒，时时有热，心下闷，干呕汗出，虽久，阳旦证续在耳，〔**阳旦证**：桂枝汤证。〕可与阳旦汤。_{即桂枝汤，方见下利中。}（8）

产后中风，发热，面正赤，喘而头痛，竹叶汤主之。(9)

竹叶汤方

竹叶一把　葛根三两　防风　桔梗　桂枝　人参　甘草各一两　附子一枚，炮　大枣十五枚　生姜五两

上十味，以水一斗，煮取二升半，分温三服，温覆使汗出。颈项强，用大附子一枚，破之如豆大，煎药扬去沫。呕者加半夏半升，洗。

妇人乳中虚，〔乳中：产褥期间。〕烦乱呕逆，安中益气，竹皮大丸主之。(10)

竹皮大丸方

生竹茹二分　石膏二分　桂枝一分　甘草七分　白薇一分

上五味，末之，枣肉和丸弹子大。以饮服一丸，日三夜二服。有热者，倍白薇；烦喘者，加柏实一分。

产后下利虚极，白头翁加甘草阿胶汤主之。(11)

白头翁加甘草阿胶汤方

白头翁二两　黄连　柏皮　秦皮各三两　甘草二两　阿胶二两

上六味，以水七升，煮取二升半，内胶，令消尽，分温三服。

附　方

千金三物黄芩汤　治妇人在草蓐，〔草蓐：草席，指临产

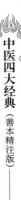

和坐月子。〕自发露得风，四肢苦烦热，头痛者，与小柴胡汤；头不痛但烦者，此汤主之。

黄芩一两　苦参二两　干地黄四两

上三味，以水六升，煮取二升，温服一升，多吐下虫。

千金内补当归建中汤　治妇人产后虚羸不足，腹中刺痛不止，吸吸少气，〔吸吸少气：形容呼吸时气少之貌。〕或苦少腹中急摩痛引腰背，不能食饮；产后一月，日得四五剂为善，令人强壮，宜。

当归四两　桂枝三两　芍药六两　生姜三两　甘草二两　大枣十二枚

上六味，以水一斗，煮取三升，分温三服，一日令尽。若大虚加饴糖六两，汤成内之，于火上暖，令饴消。若去血过多，崩伤内衄不止，加地黄六两，阿胶二两，合八味，汤成内阿胶。若无当归，以芎䓖代之；若无生姜，以干姜代之。

导读分析

一、篇名解释 ▶▶▶

本篇讨论妇人产后常见病的证治，故以《妇人产后病脉证治》为篇名。

二、文章大意 ▶▶▶

　　本篇主要阐述妇人产后痉病、郁冒、大便难、产后腹痛、产后中风、下利以及烦乱呕逆等诸病的脉象及辨证治疗。

三、结构分析 ▶▶▶

产后三病——痉病、郁冒、大便难
{
　成因（第1条）：论述产后三病的病因及病机——产后亡血伤津、气血不足
　证治（第2、3条）：讨论产妇郁冒便坚和郁冒转为胃实的证治
}

产后腹痛（第4～7条）：指出了产后血虚里寒、气血郁滞、瘀血内结、瘀血内结兼阳明里实等证型腹痛的证治

产后中风（第8、9条）：分别论述了产后太阳中风、产后中风兼阳虚的证治

产后虚热烦呕（第10条）：讨论产后虚热烦呕的证治

产后下利（第11条）：讨论产后热利伤阴的证治

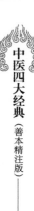

妇人杂病脉证并治第二十二

妇人中风，七八日续来寒热，发作有时，经水适断，此为热入血室，〔血室：子宫，亦有认为血室是指冲脉或肝。〕其血必结，故使如疟状，发作有时，小柴胡汤主之。方见呕吐中。（1）

妇人伤寒，发热，经水适来，昼日明了，暮则谵语，如见鬼状者，此为热入血室，治之无犯胃气及上二焦，〔上二焦：上、中二焦。〕必自愈。（2）

妇人中风，发热恶寒，经水适来，得之七八日，热除脉迟，身凉和，胸胁满如结胸状，谵语者，此为热入血室也；当刺期门，〔期门：肝经募穴，自乳直下二肋的下缘，不容穴旁一寸五分处。〕随其实而取之。（3）

阳明病，下血谵语者，此为热入血室，但头汗出，当刺期门，随其实而泻之，濈然汗出者愈。〔濈然汗出：濈，音"jí"；指周身微微汗出。〕（4）

妇人咽中如有<u>炙脔</u>，　〔炙脔：炙，音"zhì"；脔，音"luán"；炙脔，烤熟的肉块。〕半夏厚朴汤主之。（5）

半夏厚朴汤方《千金》作满心下坚，咽中帖帖，如有炙肉，吐之不出，吞之不下。

半夏一升　厚朴三两　茯苓四两　生姜五两　干苏叶二两

上五味，以水七升，煮取四升，分温四服，日三夜一服。

妇人脏躁，喜悲伤欲哭，象如神灵所作，数欠伸，甘麦大枣汤主之。（6）

甘草小麦大枣汤方

甘草三两　小麦一升　大枣十枚

上三味，以水六升，煮取三升，温分三服；亦补脾气。

妇人吐涎沫，医反下之，心下即痞；当先治其吐涎沫，小青龙汤主之；涎沫止，乃治痞，泻心汤主之。（7）

小青龙汤方见肺痈中。

泻心汤方见惊悸中。

妇人之病，因虚、积冷、结气，为诸经水断绝，至有历年；血寒积结，<u>胞门</u>寒伤，〔胞门：子宫。〕经络凝坚。在上呕吐涎唾，久成<u>肺痈</u>，〔肺痈：丹波元坚说，"痈，当作痿，字之误也"，宜从。〕<u>形体损分</u>。〔形体损分：损伤阴分而形体消瘦。〕

在中盘结，绕脐寒疝，或两胁疼痛，与藏相连；或结热中，痛在关元。脉数无疮，肌若鱼鳞，时着男子，非止女身。**在下未多，经候未匀。**〔**在下未多，经候未匀**：月经量少，经期不准。〕令阴掣痛，少腹恶寒；或引腰脊，下根**气街**，〔**气街**：穴名，在左右腹角鼠蹊（腹股沟）上一寸。〕气冲急痛，膝胫疼烦；**奄忽眩冒**，〔**奄忽**：忽然，形容时间极短。**眩冒**：头昏眼花。〕**状如厥癫**；〔**状如厥癫**：形容像厥逆癫痫一样。〕或有忧惨，悲伤**多嗔**；〔**多嗔**：时常发怒。〕此皆**带下**，〔**带下**：一般指赤白带下，但这里泛指妇人经带的病证，如《史记·扁鹊列传》："昔扁鹊过邯郸，闻赵贵妇人，即为带下医。"〕非有鬼神。久则羸瘦，脉虚多寒。**三十六病**，〔**三十六病**：详见《巢源》妇人带下三十六疾候。〕千变万端，审脉阴阳，虚实紧弦，行其针药，治危得安，其虽同病，脉各异源，子当辨记，勿谓不然。（8）

问曰：妇人**年五十所**，〔**年五十所**：年五十左右。〕病下利数十日不止；暮即发热，少腹里急，腹满，手掌烦热，唇口干燥，何也？师曰：此病属带下。何以故？曾经半产，瘀血在少腹不去，何以知之？其证唇口干燥，故知之；当以温经汤主之。（9）

温经汤方

吴茱萸三两　当归　芎䓖　芍药各二两　人参　桂枝　阿胶　牡丹皮去心　生姜　甘草各二两　半夏半升　麦门冬一升，去心上十二味，以水一斗，煮取三升，分温三服。亦主妇人少腹寒，久不受胎，兼取崩中去血，或月水来过多，及至期不来。

带下，经水不利，少腹满痛，经一月再见者，土瓜根散主之。（10）

土瓜根散方 阴㿉肿亦主之

土瓜根　芍药　桂枝　䗪虫各三分

上四味，杵为散。酒服方寸匕，日三服。

寸口脉弦而大，弦则为减，大则为芤；减则为寒，芤则为虚，寒虚相搏，此名曰革；妇人则半产漏下，旋覆花汤主之。（11）

旋覆花汤方

旋覆花三两　葱十四茎　新绛少许

上三味，以水三升，煮取一升，顿服之。

妇人陷经，〔陷经：经气下陷而漏血不止。〕漏下，黑不解，〔黑不解：陷下之经色黑而不解除。〕胶姜汤主之。臣亿等校诸本，无胶姜汤方，想是前妊娠中胶艾汤。（12）

妇人少腹满如敦状，〔敦：厚也，地高堆者为"敦"。〕小便微难而不渴；生后者，此为水与血并结在血室也；大黄甘遂

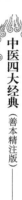

汤主之。(13)

大黄甘遂汤方

大黄四两　甘遂二两　阿胶二两

上三味，以水三升，煮取一升，顿服之，其血当下。

妇人经水不利下，抵当汤主之。亦治男子膀胱满急，有瘀血者。(14)

抵当汤方

水蛭三十个，熬　虻虫三十枚，熬，去翅足　桃仁二十个，去皮尖
大黄三两，酒浸

上四味，为末，以水五升，煮取三升，去滓，温服一升。

妇人经水闭不利，脏坚癖不止，中有干血，下白物，矾石丸主之。(15)

矾石丸方

矾石三分，烧　杏仁一分

上二味，末之，炼蜜和丸枣核大，内脏中，剧者再内之。

妇人六十二种风，及腹中血气刺痛，红蓝花酒主之。(16)

红蓝花酒方 疑非仲景方

红蓝花一两

上一味，以酒一大升，煎减半，顿服一半，未止再服。

妇人腹中诸疾痛，当归芍药散主之。（17）

当归芍药散方 见前妊娠中

妇人腹中痛，小建中汤主之。（18）

小建中汤方 见前虚劳中

问曰：妇人病，饮食如故，烦热不得卧，而反倚息者，何也？师曰：此名转胞，〔转胞：小便不通，多伴有小腹部胀痛急迫感。〕不得溺也。以胞系了戾，故致此病。但利小便则愈，宜肾气丸主之。（19）

肾气丸方

干地黄八两　薯蓣四两　山茱萸四两　泽泻三两　茯苓三两

牡丹皮三两　桂枝　附子炮，各一两

上八味，末之，炼蜜和丸，梧子大。酒下十五丸，加至二十五丸，日再服。

妇人阴寒，温阴中坐药，〔坐药：纳药阴中或肛门，此处指纳药阴中。〕蛇床子散主之。（20）

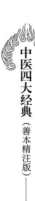

蛇床子散方

蛇床子仁

上一味，末之，以白粉少许，和合相得，如枣大，绵裹内之，自然温。

少阴脉滑而数者，阴中即生疮，阴中蚀疮烂者，狼牙汤洗之。（21）

狼牙汤方

狼牙三两

上一味，以水四升，煮取半升，以绵缠筋如茧，〔以绵缠筋如茧：将绵缠于筷子上，如蚕茧一般。〕浸汤沥阴中，日四遍。

胃气下泄，阴吹而正喧，〔阴吹：女子阴中出气有声。正喧：声音连续不断。〕此谷气之实也，膏发煎导之。（22）

膏发煎方见黄疸中

小儿疳虫蚀齿方疑非仲景方（23）

雄黄　葶苈

上二味，末之，取腊月猪脂熔，以槐枝绵裹头四五枚，点药烙之。

导读分析

一、篇名解释 ▶▶▶

本篇讨论妇人杂病的病因、证候及治疗，故以《妇人杂病脉证并治》为篇名。

二、文章大意 ▶▶▶

本篇主要阐述妇人杂病，包括热入血室、梅核气、脏躁、经水不利、带下、腹痛、漏下、转胞及前阴病等十余种疾患的病因、证候及治疗方法，为后世妇人杂病的辨治奠定了良好的基础。

三、结构分析 ▶▶▶

妇人杂病的成因、证候和治则（第 8 条）

妇人杂病的证治 ┫ 热入血室的证治（第 1～4 条）
梅核气的证治（第 5 条）
脏躁的证治（第 6 条）

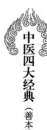

妇人杂病的证治 {
　月经病的证治（第 9、10、12、13、14 条）：分别
　　论述了冲任虚寒夹有瘀血崩漏、瘀血致月经不调、
　　冲任虚寒陷经、妇人水血并结血室、瘀结成实经
　　水不利等月经病的证治
　带下病的证治（第 15、20 条）：分别论述了湿热带
　　下和寒湿带下的证治
　腹痛的证治（第 16～18 条）：分别论述了风血相搏、
　　肝脾失调、脾胃虚寒腹痛的证治
　转胞的证治（第 19 条）
　前阴诸疾的证治（第 21、22 条）：分别论述了前阴
　　蚀疮的外治法、阴吹的病因和证治
}

其他杂病的证治（第 7、11、23 条）

杂疗方第二十三

退五脏虚热，四时加减柴胡饮子方。（1）

冬三月加柴胡八分　白术八分　大腹槟榔四枚，并皮子用　陈皮五分　生姜五分　桔梗七分

春三月加枳实　减白术共六味

夏三月加生姜三分　枳实五分　甘草三分，共八味

秋三月加陈皮三分，共六味

上各蜜咀，分为三贴。〔贴：量词，将上述药物组合后，分为三份，一份为一贴。〕一贴以水三升，煮取二升，分温三服，如人行四、五里，进一服，〔如人行四、五里，进一服：指服药间隔的时间，约二十至三十分钟服药一次。〕如四体壅，〔四体壅：四肢臃肿。〕添甘草少许。每贴分作三小贴，每小贴以水一升，煮取七合，温服，再合滓为一服，重煮，都成四服。疑非仲景方。

长服诃黎勒丸方疑非仲景方。（2）

诃黎勒煨　陈皮　厚朴各三两

上三味，末之，炼蜜丸如梧子大，酒饮服二十丸，加至三十丸。

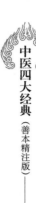
三物备急丸方。见《千金》。司空裴秀：为散用亦可，先和成汁，乃倾口中，令从齿间得入，至良验。（3）

大黄一两　干姜一两　巴豆一两，去皮心，熬，外研如脂

上药各须精新，先捣大黄、干姜为末，研巴豆内中，合治一千杵，用为散，蜜和丸亦佳，密器中贮之，莫令泄气。主心腹诸卒暴百病，若中恶客忤，〔**中恶**：感受恶邪气，以谓中邪恶鬼祟致病者。**客忤**：突然感受邪恶毒气，病势凶急，使人欲死。〕心腹胀满，卒痛如锥刺，气急口噤，停尸卒死者，以暖水苦酒，服大豆许三四丸；或不下，捧头起，灌令下咽，须臾当差。如未差，更与三丸，当腹中鸣，即吐下便差。若口噤，亦须折齿灌之。

治伤寒令愈不复，紫石寒食散方见《千金翼》。（4）

紫石英　白石英　赤石脂　钟乳碓炼　栝楼根　防风

桔梗　文蛤　鬼臼各十分　太乙余粮十分，烧　干姜　附子炮，去皮　桂枝去皮，各四分

上十三味，杵为散，酒服方寸匕。

救卒死方。（5）

薤捣汁，灌鼻中。

又方：雄鸡冠割取血，管吹内鼻中。

猪脂如鸡子大，苦酒一升，煮沸，灌喉中。

鸡肝及血涂面上，以灰围四旁，立起。

大豆二七粒，以鸡子白并酒和，尽以吞之。

救卒死而壮热者方。（6）

矾石半斤，以水一斗半，煮消，以渍脚，令没踝。

救卒死而目闭者方。（7）

骑牛临面，捣薤汁灌耳中，吹皂荚末鼻中，立效。

救卒死而张口反折者方。（8）

灸手足两爪后十四壮了，饮以五毒诸膏散。有巴豆者。

救卒死而四肢不收，失便者方。（9）

马屎一升，水三斗，煮取二斗以洗之；又取牛洞_{稀粪也}一升，温酒灌口中。灸心下一寸、脐上三寸、脐下四寸，各一百壮，差。

救小儿卒死而吐利，不知是何病方。（10）

狗屎一丸，绞取汁以灌之；无湿者，水煮干者，取汁。

尸厥，脉动而无气，气闭不通，故静而死也。治方：_{脉证见上卷。}

菖蒲屑，内鼻两孔中，吹之，令人以桂屑著舌下。（11）

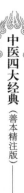
又方：剔取左角发方寸，烧末，酒和，灌令入喉，立起。

救卒死、客忤死，还魂汤主之方。《千金方》云：主卒忤鬼击飞尸，诸奄忽气绝，无复觉，或已无脉，口噤拗不开，去齿下汤，汤下口不下者，分病人发左右，捉搦肩引之，药下，复增取一升，须臾立苏。（12）

麻黄三两，去节，一方四两　杏仁去皮尖，七十个　甘草一两，炙。《千金》用桂心二两。

上三味，以水八升，煮取三升，去滓，分令咽之，通治诸感忤。

又方：

韭根一把　乌梅二七个　吴茱萸半升，炒

上三味，以水一斗煮之，以病人栉内中，三沸，栉浮者生，沉者死，煮取三升，去滓，分饮之。

救自缢死，旦至暮，虽已冷，必可治；暮至旦，小难也；恐此当言忿气盛故也。然夏时夜短于昼，又热，犹应可治。（13）

又云：心下若微温者，一日以上，犹可治之。方：徐徐抱解，不得截绳，上下安被卧之。一人以脚踏其两肩，手少挽其发，常弦弦勿纵之。一人以手按揉胸上，数动之；一人摩捋臂胫，屈伸之。若已僵，但渐渐强屈之，并按其腹。如此一炊顷，气从口出，呼吸眼开，而犹引按莫置，亦勿苦劳之。须臾，可少与桂汤及粥清含与之，令濡喉，渐渐能咽，及稍止。若向令两人以管吹其两耳，深好。此法最善，无不活者。

凡中暍死，不可使得冷，得冷便死，疗之方。（14）

屈草带，绕暍人脐，使三两人溺其中，令温。亦可用热泥和屈草，亦可扣瓦碗底，按及车缸，以着暍人，取令溺，须得流去。此谓道路穷，卒无汤，当令溺其中，欲使多人溺，取令温，若有汤便可与之，不可泥及车缸，恐此物冷。暍既在夏月，得热泥土、暖车缸，亦可用也。

救溺死方。（15）

取灶中灰两石余，以埋人，从头至足，水出七孔，即活。

上疗自缢溺暍之法，并出自张仲景为之，其意殊绝，殆非常情所及，本草所能关，实救人之大术矣。伤寒家数有暍病，非此遇热之暍。见《外台》、《肘后》目。（16）

治马坠及一切筋骨损方。见《肘后》方。（17）

大黄一两，切，浸，汤成下　绯帛如手大，烧灰　乱发如鸡子大，烧灰用　久用炊单布一尺，烧灰　败蒲一握，三寸　桃仁四十九个，去皮尖，熬　甘草如中指节，炙，剉

上七味，以童子小便量多少煎汤成，内酒一大盏，次下大

黄，去滓，分温三服。先剉败蒲席半领，煎汤浴，衣被盖覆，斯须通利数行，痛楚立差，利及浴水赤，勿怪，即瘀血也。

导读分析

一、篇名解释 ▶▶▶

本篇专门讨论杂病的救治方药，故以《杂疗方》为篇名。

二、文章大意 ▶▶▶

本篇主要阐述杂病，包括五脏虚热、伤寒、卒死、尸厥、自缢死、中暍死、溺死、马坠及一切筋骨损伤等病症的救治方法和方药。

三、结构分析 ▶▶▶

第 1 条：五藏虚热的证治

第 2 条：气利的证治

第 3 条：寒实腹痛的证治

第 4 条：伤寒令愈不复的证治

第 5～10、12 条：卒死的救治

第 11 条：尸厥的救治

第 13 条：自缢死的救治

第 14 条：中暍死的证治

第 15 条：溺死的救治

第 17 条：马坠及筋骨损伤的治疗

禽兽鱼虫禁忌并治第二十四

　　凡饮食滋味，以养于生，食之有妨，反能为害；自非服药炼液，焉能不饮食乎？切见时人，不闲调摄，疾疢竞起；若不因食而生，苟全其生，须知切忌者矣。所食之味，有与病相宜，有与身相害，若得宜则益体，害则成疾，以此致危，例皆难疗。凡煮药饮汁以解毒者，虽云救急，不可热饮；诸毒病得热更甚，宜冷饮之。（1）

　　肝病禁辛，心病禁咸，脾病禁酸，肺病禁苦，肾病禁甘。春不食肝，夏不食心，秋不食肺，冬不食肾，四季不食脾。辨曰：春不食肝者，为肝气王，脾气败，若食肝则以补肝，脾气败尤甚，不可救；又肝王之时，不可以死气入肝，恐伤魂也；若非王时，即虚，以肝补之佳，余脏准此。（2）

　　凡肝脏，自不可轻啖，自死者弥甚。（3）

　　凡心皆为神识所舍，勿食之；使人来生复其对报矣。（4）

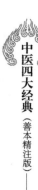
凡肉及肝，落地不著尘土者，不可食之。（5）

猪肉落水浮者，不可食。（6）

诸肉及鱼，若狗不食，鸟不啄者，不可食。（7）

诸肉不干，火炙不动，见水自动者，不可食之。（8）

肉中有朱点者，不可食之。（9）

六畜肉，热血不断者，不可食之。（10）

父母及身本命肉，食之令人神魂不安。（11）

食肥肉及热羹，不得饮冷水。（12）

诸五藏及鱼，投地尘土不污者，不可食之。（13）

秽饭，馁肉，臭鱼，食之皆伤人。（14）

自死肉，口闭者，不可食之。（15）

六畜自死，皆疫死，则有毒，不可食之。（16）

兽自死，北首及伏地者，食之杀人。（17）

食生肉，饱饮乳，变成白虫—作血蛊。（18）

疫死牛肉，食之令病洞下，亦致坚积，宜利药下之。（19）

脯藏米瓮中有毒，及经夏食之，发肾病。（20）

治自死六畜肉中毒方。（21）
黄蘖屑，捣服方寸匕。

治食郁肉漏脯中毒方。郁肉，密器盖之，隔宿者是也；漏脯，茅屋漏下沾著者是也。（22）
烧犬屎，酒服方寸匕，每服人乳汁亦良。饮生韭汁三升，亦得。

治黍米中藏干脯，食之中毒方。（23）
大豆浓煮汁，饮数升即解。亦治狸肉漏脯等毒。

治食生肉中毒方。（24）
掘地深三尺，取其下土三升，以水五升，煮数沸，澄清汁，饮一升即愈。

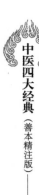

治六畜鸟兽肝中毒方。（25）
水浸豆豉，绞取汁，服数升愈。

马脚无夜眼者，不可食之。（26）

食酸马肉，不饮酒，则杀人。（27）

马肉不可热食，伤人心。（28）

马鞍下肉，食之杀人。（29）

白马黑头者，不可食之。（30）

白马青蹄者，不可食之。（31）

马肉、狨肉共食，饱醉卧，大忌。（32）

驴、马肉合猪肉食之，成霍乱。（33）

马肝及毛，不可妄食，中毒害人。（34）

治马肝毒，中人未死方。（35）
雄鼠屎二七粒，末之，水和服，日再服。屎尖者是。

又方：

人垢，取方寸匕，服之佳。

治食马肉中毒欲死方。（36）

香豉二两　杏仁三两

上二味，蒸一食顷，熟，杵之服，日再服。

又方：

煮芦根汁，饮之良。

疫死牛，或目赤，或黄，食之大忌。（37）

牛肉共猪肉食之，必作寸白虫。（38）

青牛肠，不可合犬肉食之。（39）

牛肺，从三月至五月，其中有虫如马尾，割去勿食，食则损人。（40）

牛、羊、猪肉，皆不得以楮木、桑木蒸炙。食之令人腹内生虫。（41）

啖蛇牛肉杀人，何以知之？啖蛇者，毛发向后顺者，是也。（42）

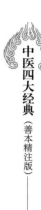

治噉蛇牛肉食之欲死方。（43）

饮人乳汁一升，立愈。

又方：以泔洗头，饮一升，愈。

牛肚细切，以水一斗，煮取一升，暖饮之，大汗出者愈。

治食牛肉中毒方。（44）

甘草煮汁，饮之即解。

羊肉，其有宿热者，不可食之。（45）

羊肉，不可共生鱼、酪食之，害人。（46）

羊蹄甲中，有珠子白者，名羊悬筋，食之令人癫。（47）

白羊黑头，食其脑，作肠痈。（48）

羊肝，共生椒食之，破人五藏。（49）

猪肉，共羊肝和食之，令人心闷。（50）

猪肉，以生胡荽同食，烂人脐。（51）

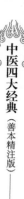

猪脂，不可合梅子食之。（52）

猪肉和葵食之，少气。（53）

鹿肉，不可和蒲白作羹，食之发恶疮。（54）

麋脂及梅李子，若妊娠食之，令子青盲，男子伤精。（55）

獐肉，不可合虾及生菜、梅、李果食之，皆病人。（56）

痼疾人不可食熊肉，令终身不愈。（57）

白犬自死，不出舌者，食之害人。（58）

食狗鼠余，令人发瘘疮。（59）

治食犬肉不消，心下坚，或腹胀，口干大渴，心急发热，妄语如狂，或洞下方。（60）

杏仁一升，合皮熟，研用

上一味，以沸汤三升和，取汁，分三服，利下肉片，大验。

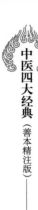
妇人妊娠，不可食兔肉、山羊肉及鳖、鸡、鸭，令子无声音。（61）

兔肉，不可合白鸡肉食之，令人面发黄。（62）

兔肉，着干姜食之，成霍乱。（63）

凡鸟自死，口不闭，翅不合者，不可食之。（64）

诸禽肉，肝青者，食之杀人。（65）

鸡有六翮四距者，不可食之。（66）

乌鸡白首者，不可食之。（67）

鸡不可共葫蒜，食之滞气。一云鸡子。（68）

山鸡，不可合鸟兽肉食之。（69）

雉肉，久食之令人瘦。（70）

鸭卵不可合鳖肉食之。（71）

妇人妊娠，食雀肉饮酒，令子淫乱无耻。（72）

雀肉，不可合李子食之。（73）

燕肉勿食，入水为蛟龙所啖。（74）

鸟兽不中毒箭死者，其肉有毒，解之方。（75）
大豆煮汁及盐汁，服之解。

鱼头正白如连珠，至脊上，食之杀人。（76）

鱼头中无鳃者，不可食之，杀人。（77）

鱼无肠胆者，不可食之，三年阴不起，女子绝生。（78）

鱼头似有角者，不可食之。（79）

鱼目合者，不可食之。（80）

六甲日，勿食鳞甲之物。（81）

鱼不可合鸡肉食之。（82）

鱼不得和鸬鹚肉食之。（83）

鲤鱼鲊，不可合小豆藿食之，其子不可合猪肝食之，害人。（84）

鲤鱼，不可合犬肉食之。（85）

鲫鱼，不可合猴雉肉食之；一云不可合猪肝食。（86）

鲲鱼合鹿肉生食，令人筋甲缩。（87）

青鱼鲊不可合生葫荽及生葵，并麦酱食之。（88）

鳝、鳝不可合白犬血食之。（89）

龟肉，不可合酒果子食之。（90）

鳖目凹陷者，及厌下有王字形者，不可食之。（91）

其肉不得合鸡、鸭子食之。（92）

龟鳖肉，不可合苋菜食之。（93）

虾无须，及腹中通黑，煮之反白者，不可食之。（94）

食脍饮奶酪，令人腹中生虫为瘕。（95）

鲙食之，在心胸间不化，吐复不出，速下除之，久成癥病，治之方。（96）

橘皮一两　大黄二两　朴硝二两

上三味，以水一大升，煮至小升，顿服即消。

食鲙多不消，结为癥病，治之方。（97）

马鞭草

上一味，捣汁饮之。或以姜叶汁，饮之一升，亦消。又可服吐药吐之。

食鱼后食毒，两种烦乱，治之方。（98）

橘皮，浓煎汁，服之即解。

食鯸鮧鱼中毒方。（99）

芦根，煮汁服之，即解。

蟹目相向，足斑，目赤者，不可食之。（100）

食蟹中毒，治之方。（101）

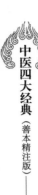

紫苏，煮汁，饮之三升。紫苏子捣汁饮之，亦良。

又方：冬瓜汁，饮三升。食冬瓜亦可。

凡蟹未遇霜多毒，其熟者乃可食之。（102）

蜘蛛落食中，有毒，勿食之。（103）

凡蜂、蝇、虫、蚁等，多集食上，食之致瘘。（104）

导读分析

一、篇名解释 ▶▶▶

本篇专门讨论家禽、野兽、鱼、虫类的食用禁忌及食后不适、生疾、中毒等的治疗，故以《禽兽鱼虫禁忌并治》为篇名。

二、文章大意 ▶▶▶

饮食五味是用来调养身体的，如果饮食不当，反能伤害身体。文章重点讨论家禽、野兽、鱼、虫类等的食用禁忌，并提出食用后中毒的解毒救治方药。

三、结构分析 ▶ ▶ ▶

第 1 条：论述饮食宜忌

第 2 条：论述五脏病禁五味和四季饮食禁忌

第 3～54、56、57 条：论述野兽的食用禁忌和食用后中毒生疾的救治方法和方药

第 55、72 条：论述孕妇的饮食禁忌

第 58～71、73～75 条：论述家禽鸟兽的食用禁忌和食用后中毒生疾的救治方法和方药

第 76～104 条：论述鱼、虾蟹、虫类食用禁忌和食用后中毒生疾的救治方法和方药

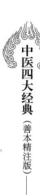
果实菜谷禁忌并治 第二十五

果子生食，生疮。（1）

果子落地经宿，虫蚁食之者，人大忌食之。（2）

生米停留多日，有损处，食之伤人。（3）

桃子多食，令人热；仍不得入水浴，令人病淋沥寒热病。（4）

杏酪不熟，伤人。（5）

梅多食，坏人齿。（6）

李不可多食，令人腹胀。（7）

林檎，不可多食，令人百脉弱。（8）

橘柚多食，令人口爽，不知五味。（9）

梨不可多食，令人寒中；金疮、产妇，亦不宜食。（10）

樱桃、杏，多食伤筋骨。（11）

安石榴，不可多食，损人肺。（12）

胡桃，不可多食，令人动痰饮。（13）

生枣多食，令人热渴气胀，寒热，羸瘦者，弥不可食，伤人。（14）

食诸果中毒，治之方。（15）

猪骨烧过

上一味，末之，水服方寸匕。亦治马肝、漏脯等毒。

木耳赤色及仰生者，勿食。菌仰卷及赤色者，不可食。（16）

食诸菌中毒，闷乱欲死，治之方。（17）

人粪汁饮一升，土浆饮一二升，大豆浓煮汁饮之。服诸吐利药，并解。

食枫树菌而笑不止，治之以前方。（18）

误食野芋，烦乱欲死，治之以前方其野芋根，山东人名魁芋。人种芋三年不收，亦成野芋，并杀人。（19）

蜀椒闭口者，有毒，误食之，戟人咽喉，气病欲绝，或吐下白沫，身体痹冷，急治之方。（20）

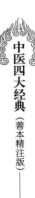

肉桂煎汁饮之。多饮冷水一、二升。或食蒜，或饮地浆，或浓煮豉汁饮之，并解。

正月勿食生葱，令人面生游风。（21）

二月勿食蓼，伤人肾。（22）

三月勿食蒜，伤人志性。（23）

四月、八月勿食胡荽，伤人神。（24）

五月勿食韭，令人乏气力。（25）

五月五日，勿食一切生菜，发百病。（26）

六月、七月勿食茱萸，伤神气。（27）

八月、九月勿食姜，伤人神。（28）
十月勿食椒，损人心，伤心脉。（29）

十一月、十二月勿食薤，令人多涕唾。（30）

四季勿食生葵，令人饮食不化，发百病。非但食中，药中皆不可用，深宜慎之。（31）

时病差未健，食生菜，手足必肿。（32）

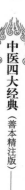

夜食生菜，不利人。（33）

十月勿食被霜生菜，令人面无光，目涩，心痛腰疼，或发心疟。疟发时，手足十指爪皆青，困萎。（34）

葱、韭初生芽者，食之伤人心气。（35）

饮白酒，食生韭，令人病增。（36）

生葱不可共蜜食之，杀人；独颗蒜弥忌。（37）

枣合生葱食之，令人病。（38）

生葱和雄鸡、雉、白犬肉食之，令人七窍经年流血。（39）
食糖、蜜后，四日内食生葱、韭，令人心痛。（40）

夜食诸姜、蒜、葱等，伤人心。（41）

芜菁根，多食之令人气胀。（42）

薤，不可共牛肉作羹食之，成瘕病；韭亦然。（43）

莼多食，动痔疾。（44）

野苣，不可同蜜食之，作内痔。（45）

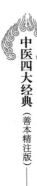

白苣不可共酪同食，作䘌虫。（46）

黄瓜，食之发热病。（47）

葵心不可食，伤人，叶尤冷；黄背、赤背、赤茎者，勿食之。（48）

胡荽，久食之，令人多忘。（49）

病人不可食胡荽及黄花菜。（50）

芋，不可多食，动病。（51）

妊妇食姜，令子余指。（52）

蓼多食，发心痛。（53）

蓼和生鱼食之，令人夺气，阴核疼痛。（54）

芥菜，不可共兔肉食之，成恶邪病。（55）

小蒜多食，伤人心力。（56）

食躁或躁方。（57）
豉，浓煮汁，饮之。

钩吻，与芹菜相似，误食之杀人，解之方。《肘后》云：与茱萸食芹相似。（58）

荠苨八两

上一味，水六升，煮取二升，分温二服。钩吻生地，傍无他草，其茎有毛，以此别之。

菜中有水莨菪，叶圆而光，有毒，误食之，令人狂乱，状如中风，或吐血，治之方。（59）

甘草，煮汁服之即解。

春秋二时，龙带精入芹菜中，人偶食之为病，发时手青，腹满，痛不可忍，名蛟龙病，治之方。（60）

硬糖二三升

上一味，日两度服之，吐出如蜥蜴三五枚，差。

食苦瓠中毒，治之方。（61）

黍穰，煮汁，数服之解。

扁豆，寒热者不可食之。（62）

久食小豆，令人枯燥。（63）

食大豆屑，忌啖猪肉。（64）

大麦久食，令人作癣。（65）

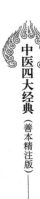

白黍米，不可同饴蜜食，亦不可合葵食之。（66）

蚕麦面，多食之，令人发落。（67）

盐多食，伤人肺。（68）
食冷物，冰人齿。（69）

食热物，勿饮冷水。（70）

饮酒食生苍耳，令人心痛。（71）

夏月大醉汗流，不得冷水洗著身及使扇，即成病。（72）

饮酒大醉，灸腹背，令人肠结。（73）

醉后勿饱食，发寒热。（74）

饮酒食猪肉，卧秫稻穰中，则发黄。（75）

食饴，多饮酒，大忌。（76）

凡水及酒，照见人影动者，不可饮之。（77）

醋合酪食之，令人血瘕。（78）

食白米粥，勿食生苍耳，成走疰。（79）

食甜粥已，食盐即吐。（80）

犀角筋搅饮食，沫出，及浇地坟起者，食之杀人。（81）

饮食中毒烦满，治之方。（82）

苦参三两　苦酒一升半

上二味，煮三沸，三上三下，服之吐食出即差，或以水煮亦得。

又方：犀角汤亦佳。

贪食，食多不消，心腹坚满痛，治之方。（83）

盐一升　水三升

上二味，煮令盐消，分三服，当吐出食，便差。

矾石，生入腹，破人心肝，亦禁水。（84）

商陆，以水服，杀人。（85）

葶苈子傅头疮，药成入脑杀人。（86）

水银入人耳及六畜等皆死；以金银著耳边，水银则吐。（87）

苦楝，无子者，杀人。（88）

凡诸毒，多是假毒以投，无知时，宜煮甘草荠苊汁饮之，通除诸毒药。(89)

导读分析

一、篇名解释 ▶▶▶

本篇专门讨论果类、蔬菜、谷物等的食用禁忌，故以《果实菜谷禁忌并治》为篇名。

二、文章大意 ▶▶▶

本篇阐述果类、蔬菜、谷物等的食用禁忌，重点讨论了误食后的救治方法和方药。本篇某些条文，如第52、55、77、81条，有历史的局限性，缺乏科学依据，请读者阅读时自行甄别。

三、结构分析 ▶▶▶

第1～15条：论述了果类的食用禁忌，提出了误食该类不可食之物的救治方法和多食致疾的治疗

第16～61条：论述了蔬菜的食用禁忌，提出了误食该类不可食之物的救治方法和多食致疾的治疗

第62～89条：论述了谷物的食用禁忌，提出了误食该类不可食之物的救治方法和多食致疾的治疗